中医传承

中医护理技术全解

主 编 唐玲 沈潜 陈宏

副主编 王华新 鄂海燕 王潇 孙艳荣

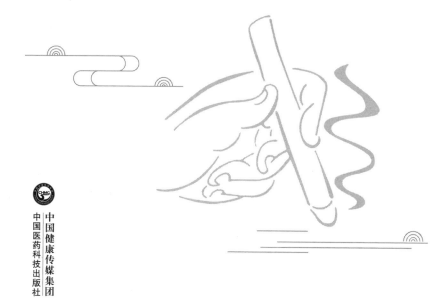

中国健康传媒集团
中国医药科技出版社

内 容 提 要

　　本书是一部以中医文化传承为内核的护理专业技术手册。全书共分为六大章，以技术历史源流为线索，通过图片、文字、视频的多样、直观形式详细讲述述拔罐类技术、灸法类技术、耳穴贴压技术、刮痧类技术、蜡疗类技术、推拿类技术的历史、器具特点与选用、技术原理、操作步骤与要求、注意事项等，并配多个典型验案举例，使读者学以致用、融会贯通，以利于全面、迅速地提升中医护理人员的理论知识与技术。本书适合广大护理人员、护理学生及相关工作者学习、使用。

图书在版编目（CIP）数据

　　中医护理技术全解 / 唐玲，沈潜，陈宏主编 . — 北京：中国医药科技出版社，2021.12

　　ISBN 978-7-5214-1096-9

　　Ⅰ . ①中… 　Ⅱ . ①唐… ②沈… ③陈… 　Ⅲ . ①中医学—护理学 　Ⅳ . ① R248

　　中国版本图书馆 CIP 数据核字（2021）第 255326 号

美术编辑　陈君杞
版式设计　也　在

出版　**中国健康传媒集团** | 中国医药科技出版社
地址　北京市海淀区文慧园北路甲 22 号
邮编　100082
电话　发行：010-62227427　邮购：010-62236938
网址　www.cmstp.com
规格　710×1000mm $^1/_{16}$
印张　14
字数　219 千字
版次　2021 年 12 月第 1 版
印次　2023 年 2 月第 2 次印刷
印刷　三河市万龙印装有限公司
经销　全国各地新华书店
书号　ISBN 978-7-5214-1096-9
定价　**59.00 元**

获取新书信息、投稿、为图书纠错，请扫码联系我们。

编委会

前言

　　中医护理技术操作，是指导临床开展中医护理的基本技能，是护士为患者提供中医护理特色服务的重要手段。为了保证中医护理技术能更好地服务于患者，必须不断地提高中医护理技能整体水平，强化中医药特色人才培养，全面提升中医药特色优势和服务能力。

　　中医护理技术作为中医药重要的治疗技术之一，其形成有着悠远的历史，为了加强中医药文化传承与创新发展，推动中医药走向世界，本书将相关的中医护理技术源流做了详尽的阐述。本书附有 19 个中医护理技术操作视频，可以扫描本书第 215 页二维码逐一观看，也可登录封底处"医药大学堂"网站免费观看。旨在使护理人员掌握扎实的中医理论知识和规范的护理技术，不断地学习和强化护理操作技能，培养高素质的中医护理人才。

　　本书的编写及视频拍摄，集中了一线优秀临床护理专家，确保了编写队伍的水平。尽管所有编写者竭尽心智、精益求精，但仍有提升空间，敬请各位专家和同行提出宝贵意见和建议。

编者

2021 年 9 月

目 录

第一章 拔罐类技术

拔罐类技术历史悠久，民间运用广泛，是我国传统医学中的一种特色疗法。拔罐疗法古称角法，又名火罐法、吸筒疗法，是以罐为工具，利用燃烧、抽吸、蒸汽等方法形成罐内负压，使罐吸附于腧穴或体表的一定部位，以产生良性刺激，达到调整机体功能、防治疾病目的的外治方法，具有祛风散寒、通经活络、活血化瘀、消肿止痛等作用。拔罐疗法在我国经历了数千年的发展与积淀，具有完整的理论体系、丰富的实践经验及显著的临床疗效，是中医学的重要组成部分。

第一节 技术源流

我国对于拔罐疗法的最早记载见于医书《五十二病方》中。《五十二病方》是于 1973 年湖南长沙马王堆汉墓出土的帛书，是目前发现的最早的病方，其成书于春秋战国时期。书中提到用"角"来治病："牡痔居窍旁，大者如枣，小者如枣核者，方以小角角之，如孰（熟）二斗米顷，而张角，絮以小绳，剖以刀。"这里的"牡痔"是指外痔，治疗时先用火罐拔出痔核，之后用细线系起来，再用刀把痔核割下来。"角"即动物的角，由于其加热后可形成负压吸拔，因此，动物的犄角就成了拔罐的罐具，故古代的拔罐疗法被称为"角法"。

先秦至汉朝时期

魏晋南北朝时期

魏晋南北朝时期，角法已成为较常用的临床疗法并且得到了进一步的发展，基本确立了其作为外治法具体的适应证及禁忌证，葛洪、陶弘景等医家都在著作中对其操作方法有所论述。其中的"针角"治法是现代针罐法和刺络拔罐法的雏形，对后世的发展有着很好的启发。东晋医家葛洪在《肘后备急方》中有以罐状的兽角拔出脓血，治疗疮疡脓肿，用牛角治疗痈肿及角法治疗外伤的记载。

隋唐时期

隋唐时期，除了用兽角作为拔罐工具之外，人们开始用削制加工的竹罐。竹罐的出现是罐具发展史的一个重要阶段，竹罐取材方便制作简单、轻便耐用、经济实惠。但竹罐也有其局限性，即易裂、漏气、不透明，无法观察罐内皮肤的变化。而随着竹罐的出现和吸拔方法的改变，水煮罐吸拔法也随之而生。唐代医家王焘的《外台秘要》记载："患瘑瘵（结核之类）等病必瘦，脊骨自出，以壮丈夫屈手头指及中指，夹患人脊骨，从大椎向下尽骨极，楷复向上，来去十二三回，然以中指于两畔处极弹之，若是此病，应弹处起作头，多可三十余头，即以墨点上记之，取三指大青竹筒长寸半，一头留节，无节头削令薄似剑，煮此筒数沸，及热出筒笼墨点处，按之良久，以刀弹破所角之，又煮筒子重角之，当出黄白赤水，次有脓出，亦有虫出者，数数如此角之，令恶出尽，乃即除，当目明身轻也。"这是最早关于水煮罐吸拔法的记录，也是水罐法的雏形，为后世药物煮罐的发展奠定了基础。以竹罐代替兽角在历史发展中有着里程碑的意义，直至今日，临床当中竹罐仍然作为一种罐疗工具而广泛应用。

宋元时期，竹罐得到更广泛的应用，并完全取代了角制罐，拔罐疗法的名称亦由"角法"变为"吸筒法"。在应用上由单纯用水煮的拔筒法发展出一种称作"药筒法"的新治法。在这种方法中，先将竹罐在处方配制的药物中煮过备用，需要时，再将此罐置于沸水中煮，乘热拔在身上，以发挥吸拔和药物外治的双重作用。

宋代唐慎微编著的《证类本草》中记载："治发背，头未成疮及诸热肿痛。以青竹筒角之，及掘地作坑贮水，卧以肿处，就坑子上角之，如绿豆大，戢戢然出，不止，遍匝腰肋。"同时，宋代还出现了水角法。王怀隐编著的《太平圣惠方》载有"凡疗痈疽发背，肿高坚硬，脓稠焮盛色赤者，宜水角。陷下肉色不变，软慢稀者，不用水角"；"若发于背，即须用水角乃得痊矣"。"水角"就是将角用帛系疮肿处，在地上掘坑装水，令受术者疮合坑上，利用水渗入地产生的负压吸力，将瘀滞脓血并泄角中的方法。元代期间拔罐疗法的主要成就是沙图穆苏（萨里弥实）编撰的《瑞竹堂经验方》，不仅记载了煮罐的药方，还记载了药罐煮法和吸拔方法。《瑞竹堂经验方》载有"竹筒吸毒法"："吸筒，以慈竹为之，削去青。五倍子（多用）、白矾（少用些），二味和筒煮了收起。用时，再于沸汤煮令热，以筋箝筒，乘热安于患处。"这里的操作方法与现代的药罐法已十分接近，故可看作是现代药罐法的雏形。

拔罐疗法已经成为中医外科中重要的外治法之一。当时一些主要外科著作几乎都列有此法。主要用于吸拔脓血，治疗痈肿。在吸拔的方法上，较之前代，又有所改进。用的较多的是将竹罐直接在多味中药煎熬后的汁液中煮沸后，直接吸拔。所以，竹罐又被称为"药筒"。

《外科正宗》中有"半月之后脓亦少，须将药筒对顶拔提；有脓血之胶粘，必腐肉之易脱"的记载："如疮至半月后仍不腐溃、不作脓者。毒必内陷，急用铍针，品字样当原顶寸许点开三孔，随疮之深浅一寸、两寸皆可入之、入针不痛，再深入不妨，随将药筒预先煮热，对孔窍合之，良久，候温取下。如拔出之物，血要红而微紫，脓要黄而带鲜，此为血气营运活疮，其人必多活。又谓脓血交粘，用药可全，色鲜红活，腐肉易脱。如拔出瘀血紫黑，色败气秽，稀水无脓者，此为气血内败死疮。此等之疮难久候，其人必在月终亡。"这里指出，疮痈久不成脓，毒邪欲内陷的病证，应该立即采用刺血拔罐法，把脓血排出，以防邪毒内陷，深入人体损伤五脏六腑。如果吸出的是脓血相间，脓血鲜黄且血色红中带紫之物，表示该患者正气尚未虚，气血流行尚通畅，属于活疮，这种情况用药可以治好；如果药筒吸拔出的是颜色紫黑的瘀血，气味难闻却无脓时，表示此人正气已虚，气血衰败，属于死疮，此时病情较为严重，预后不良。可见医家通过在临床治疗中长期的积累经验，已经能够根据拔罐后的表现来推测其病情发展的转归和预后了，说明拔罐疗法在此时已经是一种比较成熟的治疗方法。

清朝时期

拔罐疗法在清代取得了长足的进步，不仅在罐具、操作方法（吸拔方法）上有所创新，更将拔罐疗法与脏腑经络学说相结合，使罐法作用于腧穴上，从而大大地扩展了拔罐疗法的治疗范围。在罐具的应用上，尽管竹罐价廉易得，但人们在一段时间的应用后就发现了它的弊端，一方面是吸力较差，另一方面放置久后易干燥而龟裂漏气。为了解决这些困扰，人们尝试使用陶罐，发现使用效果甚佳并正式提出了"火罐"一词。清代医家赵学敏的《本草纲目拾遗》对拔罐使用的罐具、适应证、操作方法等做了详细的论述："火罐，江右及闽中皆有之，系窑户烧售。小如人大指，腹大，两头微狭使促曰以受火气，凡患一切风寒，皆用此罐。以小纸烧见焰，投入罐中，即将罐合于患处。或头痛则合在太阳、脑户或巅顶，腹痛则合在脐上。罐得火气合于肉，即牢不可脱，须待其自落，受术者但觉有一股暖气从毛孔透入，少倾，火力尽自落，肉上起红晕，罐中有水气出。……治风寒头痛及眩晕、风痹腹痛等症。"同时，一改以往以病灶区作为拔罐部位的惯例，采用吸拔穴位来提高效果。《医宗金鉴·外科心法要诀》专门载有先用针刺，继用中草药（羌活、白芷、蕲艾等）煮罐后吸拔治疗痈疽的针药筒疗法及对预后的判断。《理瀹骈文》一书中可以看到用拔罐法治疗黄疸和风疾的记载。由此可见拔罐疗法在清代已相当普及，此期陶罐的特点是上底光滑圆整，厚薄均匀，吸力较大；缺点是易碎，较重不方便携带，无法观察罐内皮肤的变化。

清末民初针灸学与拔罐疗法基本处于停滞状态。直到新中国成立以后，国家开始重视对民间疗法的发掘、整理和研究，才使其逐渐发展起来，尤其在最近的数十年间拔罐疗法真正越出中医外治法的界限，取

近现代时期

得突破性进展，成为中医学的一个重要疗法。拔罐疗法的罐具种类已由古代的兽角、竹罐、陶罐，发展为金属罐、玻璃罐、塑料罐、橡胶罐，乃至生物陶瓷火罐、负离子能量罐、磁疗罐、红外线罐、激光罐等现代罐具。玻璃罐和塑料罐应用最广，已成为主要的拔罐器具。

在拔罐操作方法上，出现了很多简便有效的方法。如以吸拔的排气方式分，有利用火力排去空气的火罐法，包括闪火法、投火法、架火法、滴酒法、贴棉法等；利用煮水排去空气的水罐法；利用注射器或其他方法抽去空气的抽气罐法等。操作手法由单纯的拔罐，发展为走罐、闪罐、按摩拔罐；从单一拔罐法发展到与其他疗法配合应用。在临床应用方面，也由单纯地吸脓排血，发展为治疗包括内、外、妇、儿、骨伤、皮肤、五官科等上百种疾病。

近年来，拔罐与其他穴位刺激法结合而形成的疗法日趋增多，如用中草药煮竹罐后吸拔于相应穴位上，或在玻璃罐内预先存放药液后吸拔于相应穴位的药罐；在针刺过的部位或留针处拔罐的针罐；用三棱针或皮肤针等刺破体表细小血管后拔罐的刺络拔罐等。拔罐疗法已经在临床治疗、康复治疗和保健养生等方面，成为一种普遍且效果显著的治疗方法。

第二节　特色技术

一、拔罐技术

（一）器具种类与特点

罐具对于实施拔罐疗法非常重要，随着历史的发展和社会的进步，罐具也在不断地发展。传统罐具多以使用材料命名，如兽角罐、竹罐、陶瓷罐、玻璃罐、金属罐等。目前常用的罐具为竹罐、陶瓷罐和玻璃罐。新型罐具包括电热罐、磁疗罐、红外线罐等。罐具的发展给拔罐疗法带来了长足的进步。

1. 兽角罐　是指用牛、羊等兽角制成，顶端磨成一孔或底部磨平。目前，我国边远地区仍有用兽角拔罐的习惯。

2. 竹罐　随排气方法不同，选材、制作也有区别。竹罐有大、中、拇指罐等型号，大号罐适用于腰背部、腹部等部位；中号罐适用于颈肩及四肢；拇指罐适用于关节处等。竹制火罐因用火力排气，须选取坚实成熟的老竹子来制作。老熟的竹材料质地坚实，经得起火烤而不变形、不漏气。竹制水罐，因要用水或药液煮罐，蒸汽排气，要选择尚未成熟且不青嫩地质地坚实的竹子制作。竹罐的优点是取材方便，制作简单，轻便耐用，经济实惠。缺点是容易干裂漏气，不透明，无法观察罐内皮肤的变化。

3. 陶瓷罐　用陶土烧制而成，口底平正，里外光滑，厚薄适宜，此罐适用于火力排气法。缺点是易碎，较重不便携带，无法观察罐体内皮肤的变化。

4. 玻璃罐　用耐热玻璃制成，腔大口小，罐口边缘略突向外。按罐口直径及罐腔大小，可分为大、中、小等型号，大号罐适用于腰背部、腹部等部位；中号罐适用于颈肩及四肢；小号罐适用于面部等。多用于火力排气法，特别适用于走罐法及针刺后拔罐法。其优点是清晰透明，便于拔罐时在罐外观察皮肤的变化，从而掌握拔罐时间，是目前临床应用最广泛的罐。缺点是导热快，易烫伤，容易破损。

5. 橡胶罐　用具有良好伸缩性能的橡胶制成。口径小至可用于耳穴，大到可以覆盖整个人体，其形状因临床需要各异，多用于抽气排气法。优点是消毒便利，不易破损，适用于耳、鼻、眼、头皮、腕踝部和稍凹凸不平的特殊部位拔罐。缺点是价格高，也无法观察罐内皮肤的变化。

6. 塑料罐　用耐热塑料压制而成，其规格型号与玻璃罐相似。优点是不易破损，轻便易携。缺点是不能观察罐内皮肤的变化，并易老化变形。

7. 抽气罐　用有机玻璃或透明的工程塑料制成，采用罐顶活塞来控制抽排气。抽气罐的优点是不用点火，不会烫伤，安全可靠，抽气量和吸拔力可控制；自动放气起罐不疼痛；罐体透明，便于观察吸拔部位皮肤的充血情况，便于掌握拔罐时间。抽气罐是对传统罐具改进的一大突破，是目前临床医生广泛使用的罐具，给拔罐疗法向家庭和个人自我保健的普及和推广开辟了广阔的前景。

8.金属罐 用铜、铁、铝、不锈钢等金属材料制成。规格与型号一般与陶瓷罐、玻璃罐相似，用于火力排气法。其优点是消毒便利，不会破损。缺点是制造价格高，传热快，容易烫伤皮肤，无法观察拔罐部位皮肤的变化。

（二）技术原理

拔罐技术是以罐为工具，利用燃烧、抽吸、蒸汽等方法形成罐内负压，使罐吸附于腧穴或相应体表部位，使局部皮肤充血或瘀血，达到温通经络、祛风散寒、消肿止痛、吸毒排脓等防治疾病的中医外治技术，包括闪罐法、揉罐法、走罐法、抖罐法及留罐法。

1.拔罐时，罐内的负压作用可用于毒气郁结、恶血瘀滞，具有吸出毒血，托毒排脓的作用。

2.拔罐后，引起局部组织充血或皮下轻度的瘀血，使机体气血活动旺盛，经络通畅。

3.拔罐后产生的罐印提示不同的病症。

（1）罐印紫黑而黯 一般表示体内有瘀血，如罐印数日不退，则表示病程已久。

（2）罐印发紫伴有斑块 一般表示有寒凝血瘀症。

（3）罐印淡紫发青伴有斑块 一般以虚症为主。

（4）罐印呈散发紫点，深浅不一 一般表示气滞血瘀症。

（5）罐印鲜红且艳 一般提示阴虚、气阴两虚或阴虚火旺。

（6）罐印鲜红散点 通常在走罐后出现，不高于皮肤。如集中在某穴位，则表示该穴所在脏腑存在病邪。

（7）罐印灰白色，触之不温 一般多为虚寒和湿邪。

（8）罐印表面有纹络微痒 一般表示有风邪和湿邪。

（9）罐印内有水疱、水气或水肿 一般为体内有湿气、寒气或寒湿较重，如有血泡为湿热毒。

（10）拔罐后没有罐印或起罐后立即消失　一般表现为病邪尚轻，若皮色不变，触之不温，则表示有虚症或寒症。

4.拔罐疗法具有通经活络、行气活血、消肿止痛、祛风散寒等作用。

5.拔罐疗法适用范围广泛，多用于风寒湿痹、软组织挫伤、头痛、胃脘痛、腹痛、咳嗽、哮喘、泄泻等病症。

6.拔罐疗法无痛无创，使用安全，便于推广应用。

（三）适应证与禁忌证

1.适应证

（1）内科疾病　头痛、风寒型感冒、咳嗽、失眠、眩晕、胃脘痛、腹痛、呕吐、反胃、泄泻、便秘等。

（2）外科疾病　疖病、乳痈、急性阑尾炎、急性胆绞痛、急性胰腺炎、毒蛇咬伤等。

（3）骨科疾病　落枕、颈椎病、腰椎间盘突出症、腰椎管狭窄症、腰肌劳损、急性腰扭伤、肩关节周围炎、坐骨神经痛、肋软骨炎、肋间神经痛等。

（4）妇科疾病　月经过多、月经过少、闭经、痛经、白带、黄带、赤带、妊娠呕吐、产后缺乳、产后腹痛、产后大便困难、产后发热等。

（5）儿科疾病　小儿发热、小儿呕吐、小儿泄泻、小儿厌食、小儿夜啼、小儿遗尿、百日咳、腮腺炎等。

（6）皮肤科疾病　银屑病、牛皮癣、斑秃、湿疹、蛇皮癣、痤疮、荨麻疹、疮疡等。

（7）五官科疾病　针眼、流泪症、沙眼、目痒、目赤肿痛、鼻塞、鼻炎、咽喉肿痛、口疮、牙痛等。

（8）其他　疾病可根据辨证、辨病、经验取穴等，采用相应罐法治疗。

2.禁忌证

（1）凝血机制障碍、呼吸衰竭、接触性传染病、严重心脏病、心力衰竭、严重水肿等。

（2）皮肤高度过敏、传染性皮肤病、皮肤肿瘤（肿块）部、皮肤溃烂部等。

（3）心前尖区体表、大动脉搏动处、静脉曲张处以及孕妇腰骶部和腹部。

（4）精神分裂症、抽搐及不合作者。

（5）急性外伤性骨折，中度和重度水肿部位。

（6）眼、耳、口、鼻等五官、其他孔窍部。

（四）操作步骤与要求

1. 施术前准备

（1）用物准备　手消毒液、95% 乙醇棉球、弯盘、清洁纱布、棉签、润滑剂、广口瓶、止血钳、打火机，必要时备屏风、毛毯。根据病症、操作部位的不同可选择不同的罐具（图 1–1）。

（2）操作部位选取与准备　应根据病症选取适当的治疗部位。以肌肉丰厚处为宜，常用肩、背、腰、臀、四肢近端以及腹部等。

（3）受术者体位准备　坐位、俯卧位、仰卧位，或根据实际情况，选择受术者舒适，施术者便于操作的治疗体位。

（4）操作环境准备　应注意环境清洁卫生，避免污染，室内温湿度适宜。

（5）器具消毒准备

①去除污染物，将罐具置于流动水下冲洗。

②用酶液浸泡（1L 水 +3.75ml 酶）5 分钟后，流动清水冲洗干净。

③消毒用含氯消毒液（500mg/L）加盖浸泡＞ 30 分钟，再用纯化水冲洗干净。

④干燥保存备用。

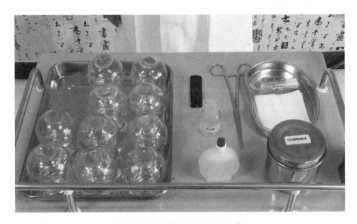

图 1–1　拔罐技术用物准备

2. 点火方法

（1）闪火法　用止血钳或镊子等夹住95%乙醇棉球，一手持点火工具，一手持罐，罐口朝下，将棉球点燃后立即伸入罐内旋转数圈随即退出，迅速将罐扣于选定部位。

（2）投火法　将易燃软质纸片（卷）或95%乙醇棉球，点燃后投入罐内，迅速将罐扣于选定部位。

（3）贴棉法　将直径1～2cm的95%乙醇棉片，贴于罐内壁的中下段或罐底，点燃后迅速将罐扣于选定部位。

3. 施罐方法

（1）闪罐　用闪火法将罐吸于应拔部位，随即取下，如此反复操作，吸拔至局部皮肤潮红，或罐体底部发热为度，动作要迅速而准确。

（2）留罐　将吸拔在皮肤上的罐具留置一定时间，使局部皮肤潮红，或皮下淤血呈紫黑色后再将罐具取下。留罐时间可根据年龄、病情、体质等情况而定。一般留罐时间为5～20分钟，皮肤反应明显、皮肤薄弱、年老体弱者及儿童则留罐时间不宜过长。

（3）走罐　先于施罐部位涂上润滑剂（常用凡士林、医用甘油、液体石蜡或润肤霜等），也可用温水或药液，同时还可将罐口涂上油脂。用罐吸拔后，一手握住并稍倾斜罐体，向前后推拉，如此反复数次，至走罐部位皮肤潮红、深红或起痧点为宜，走罐时应用力均匀，以防止火罐漏气脱落。

（4）揉罐　单手持罐，罐口向上，罐底部紧贴皮肤，利用前臂摆动带动腕关节于需要走罐的部位做碾揉动作。

（5）抖罐　将罐吸拔于皮肤上，单手空心握住罐底，利用腕关节摆动，于拔罐部位从上至下、从左至右进行抖罐。

（6）旋罐　将罐吸拔于腧穴或痛点上，再以手握住罐底，顺时针或逆时针做环形旋转运动。

（7）排罐　沿某一经脉或某一肌束的体表位置顺序成行排列吸拔多个罐具（图1-2）。

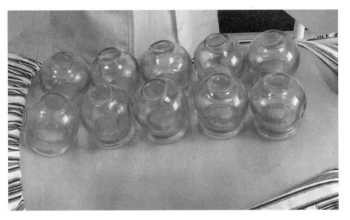

图 1-2　拔罐技术——排罐法

4. 起罐方法　起罐时，一手握住罐体底部稍倾斜，另一手拇指或食指按压罐口边缘的皮肤，使空气进入罐内，即可将罐取下，不可硬行上提或旋转提拔。

5. 施术后处理

（1）拔罐的正常反应　在拔罐处若出现点片状紫红色瘀点、瘀斑，或有微热痛感，或局部发红，片刻后消失，恢复正常皮色，皆是拔罐的正常反应，一般不予处理。

（2）拔罐后处理　起罐后应用清洁纱布轻轻拭去拔罐部位紫红色罐斑上的小水珠，若罐斑处微觉痛痒，不可搔抓，数日内自行消退。起罐后如果出现小水疱，可自行吸收；若水疱较大，消毒局部皮肤后，可用无菌注射器从泡底刺入吸出液体，再用无菌敷料覆盖。若出血应用无菌棉球拭净；若皮肤破损，应常规消毒，并用无菌敷料覆盖；若用拔罐治疗疮痈，起罐后应拭净脓血，并常规处理疮口。

6. 拔罐治疗间隔与疗程　治疗的间隔时间，按局部皮肤颜色和病情变化决定。同一部位拔罐一般 2～3 日 1 次。急性病疗程至痊愈为止；一般慢性病以 7～10 次为一疗程，两个疗程之间应间隔 3～5 天（或等罐斑痕迹消失）。

（五）注意事项

1. 拔罐前应充分暴露操作部位，有毛发者宜剃去，操作部位应注意防止感染。

2. 受术者应体位舒适，局部宜舒展、松弛，术中勿移动体位，以防罐具脱落。

3. 老年、儿童、体质虚弱、初次接受拔罐及面部拔罐者，拔罐数量宜少，留罐时间宜短，吸力不宜过大。妊娠妇女及婴幼儿慎用拔罐方法。

4. 使用电罐、磁罐时，应注意询问受术者是否带有心脏起搏器等金属物体，有佩戴者应禁用。

5. 拔罐手法要熟练，动作要轻、快、稳、准。用于燃火的乙醇棉球，不可吸含乙醇过多，以免拔罐时滴落到受术者皮肤上造成烫伤。若不慎出现烫伤，按外科烫伤常规处理。

6. 燃火伸入罐内的位置，以罐口或罐底的外 1/3 或内 2/3 处为宜。

7. 拔罐和留罐中要注意观察受术者的反应，受术者如有不适感，应立即起罐；严重者可让受术者平卧，保暖并饮用温开水或温糖水，还可揉内关、合谷、太阳、足三里等穴。

8. 拔罐过程中如果出现拔罐局部疼痛，处理方法有减压放气或立即起罐等。

9. 起罐操作时不可硬拉或旋转罐具，否则会引起疼痛，甚至损伤皮肤。

10. 拔罐后，皮肤会出现与罐口相当大小的紫红色瘀斑，为正常表现，数日即可消除，如出现小水疱不必处理，可自行吸收；如水疱较大，消毒局部皮肤后，用无菌注射器从疱底刺入吸出液体，再用无菌敷料覆盖。

11. 闪罐操作手法纯熟，动作轻、快、准；至少选择 4 个口径相同的火罐轮换使用，以免罐口烧热烫伤皮肤。

12. 走罐选用口径较大、罐壁较厚且光滑的玻璃罐；施术部位应面积宽大、肌肉丰厚，如胸背、腰部、腹部、大腿等。

13. 留罐儿童拔罐力量不宜大，时间不宜过长；在肌肉薄弱处或吸拔力较强时，留罐时间不宜过长。

14. 拔罐时注意防火，拔罐后注意保暖，避风寒。

举验例案

1. 肩周炎

王某，女，52 岁。

主诉 左肩部疼痛半年，加重 1 周。

现病史 患者半年前因工作劳累后出现左肩部疼痛，自诉休息后稍有缓解，近 1 周症状加重，外用膏药后自觉症状未见缓解，遂于我院就诊。现左肩部外展、后伸、上举等功能明显受限，左上肢力量减弱，纳可，二便调，眠差。

查体 舌淡，苔薄白，脉弦紧。

既往史 既往体健。

中医诊断 痹症（寒凝阻络证）。

西医诊断 肩周炎。

治则治法 疏经通络。

操作部位 左侧肩颈及背部。

操作穴位 大椎穴、风门穴、肺俞穴、肩井穴、肩贞穴、天宗穴、肩髎穴、阿是穴。

特殊罐法 揉罐、旋罐。

操作步骤

（1）指导受术者端坐位，将拔罐部位充分暴露。

（2）闪罐 用闪火法将 3 号玻璃罐依次吸拔于肩井穴、肩贞穴、大椎穴等，随即取下，反复吸拔 20 余次至局部皮肤微红。

（3）揉罐 单手持罐，罐口向上，罐底部紧贴皮肤，利用前臂摆动带动腕关节于需要走罐的部位做碾揉动作 2～3 次。

（4）走罐

①走督脉 用小号玻璃罐由风府穴沿脊柱正中向下经大椎穴走至身柱穴 3 次。

②走足太阳膀胱经 用中号玻璃罐由天柱穴沿脊柱两侧向下经大抒穴、风门穴走至肺俞穴 3 次。

③走足少阳胆经　用小号玻璃罐由风池穴沿颈部向下走至肩部的肩井穴三次。

（5）旋罐　将罐吸拔于阿是穴、肩井穴及天宗穴，再以手握住罐底，顺时针或逆时针做环形旋转运动各 5 次。

（6）留罐　选择大小适宜的火罐，用闪火法或贴棉法，将罐拔于各穴位，根据吸拔的穴位选择合适大小的罐具，并根据拔罐的负压及受术者的皮肤情况，留罐 5～15 分钟。

①阿是穴、肩髃穴、肩贞穴、臂臑穴　用小号玻璃罐留罐 5 分钟。

②天宗穴、大椎穴、风门穴、肺俞穴、肩井穴　用中号玻璃罐留罐 5 分钟。

（7）1 周 1 次，5 次为 1 疗程。

健康宣教

（1）纠正不良姿势，伏案时应注意调整姿势，避免长期不良姿势造成慢性劳损伤。

（2）加强功能锻炼，注意肩关节的锻炼，可做太极拳等运动，需注意运动量，避免加重肩关节损伤。

（3）注意保暖，拔罐后 6 小时后可洗热水澡，不宜吹空调风扇等，避免肩部受凉。

效果评价

治疗时间	NRS* 评分	ISI* 评分	肩部外展	肩部后伸
治疗前	8	18	60°	30°
第 1 次治疗后	6	14	80°	40°
第 5 次治疗后	4	10	100°	45°

* 见书后附录。

2.感冒

钱某，女，32 岁。

主诉　间断咳嗽咳痰 3 天。

现病史　患者 3 天前受凉引起咳嗽咳痰，痰白质黏，能咳出，夜间加重，伴头痛，未予特殊处理。现体倦、怕冷、无汗、夜寐不安、眠差、纳呆、二便调。

查体　舌苔白，脉弦紧。

既往史　既往体健。

中医诊断　感冒（风寒袭肺证）。

西医诊断　感冒。

治则治法　解表散寒。

操作部位　颈部、胸部、背部。

操作穴位　大椎穴、风门穴、肺俞穴、肾俞穴、天突穴、中府穴。

特殊罐法　揉罐、旋罐。

操作步骤

（1）指导受术者端坐位，将拔罐部位充分暴露。

（2）闪罐　用闪火法将3号玻璃罐依次吸拔于大椎穴、肺俞穴、风门穴等，随即取下，反复吸拔20余次至局部皮肤微红。

（3）揉罐　单手持罐，罐口向上，罐底部紧贴皮肤，利用前臂摆动带动腕关节于需要走罐的部位做碾揉动作2～3次。

（4）走罐

①走督脉　用小号玻璃罐由后发际线起，沿脊柱正中向下经身柱穴走到至阳穴处三次。

②走足太阳膀胱经　用中号玻璃罐由风门穴起，沿脊柱两侧向下，经肺俞穴、膈俞穴、肝俞穴、脾俞穴走到肾俞穴3次。

（5）旋罐　将罐吸拔于大椎穴、肺俞穴及中府穴，再以手握住罐底，顺时针或逆时针做环形旋转运动各5次。

（6）留罐　选择大小适宜的火罐，用闪火法或贴棉法，将罐拔于各穴位，根据吸拔的穴位选择合适大小的罐具，并根据拔罐的负压及受术者的皮肤情况，留罐5～15分钟。

①风门穴、中府穴、天突穴　用小号玻璃罐留罐5分钟。

②肾俞穴、肺俞穴、大椎穴　用中号玻璃罐留罐5分钟。

（7）隔日1次，3次为1疗程。

健康宣教

（1）嘱受术者多休息，尽量避免劳累。

（2）按时开窗通风，保持室内空气新鲜。

（3）多喝水，补充身体消耗的水分。禁止食用刺激性的食物，如辛辣食物、冷饮。

（4）注意保暖，拔罐后6小时后可洗热水澡，不宜吹空调风扇等，避免肩部受凉。

效果评价

治疗时间	NRS 评分（头疼）	ISI 评分	咳嗽	咳痰
治疗前	5	10	间隔时间 < 10 分钟	黄痰
第 1 次治疗后	4	8	间隔时间 > 30 分钟	白痰
第 2 次治疗后	2	6	间隔时间 > 2 小时	少许白痰
第 3 次治疗后	1	5	基本消失	无

附：拔罐技术操作流程图（图 1-3）

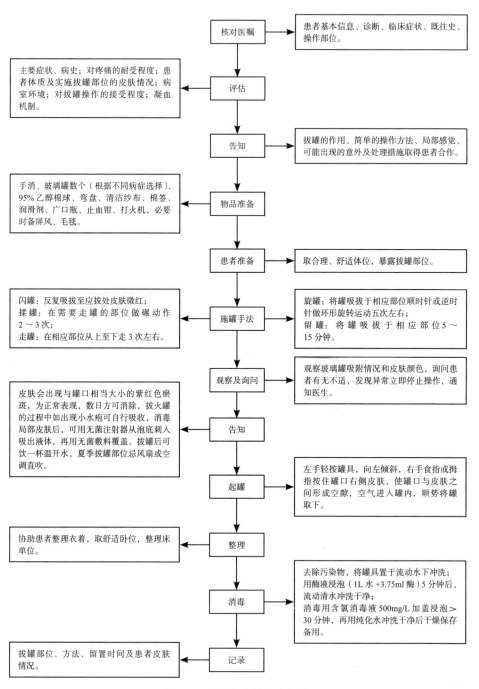

核对医嘱 → 患者基本信息、诊断、临床症状、既往史、操作部位。

评估 ← 主要症状、病史；对疼痛的耐受程度；患者体质及实施拔罐部位的皮肤情况；病室环境；对拔罐操作的接受程度；凝血机制。

告知 → 拔罐的作用、简单的操作方法、局部感觉、可能出现的意外及处理措施取得患者合作。

物品准备 ← 手消、玻璃罐数个（根据不同病症选择）、95%乙醇棉球、弯盘、清洁纱布、棉签、润滑剂、广口瓶、止血钳、打火机，必要时备屏风、毛毯。

患者准备 → 取合理、舒适体位，暴露拔罐部位。

施罐手法 ← 闪罐：反复吸拔至应拔处皮肤微红；揉罐：在需要走罐的部位做碾动作2～3次；走罐：在相应部位从上至下走3次左右。

施罐手法 → 旋罐：将罐吸拔于相应部位顺时针或逆时针做环形旋转运动五次左右；留罐：将罐吸拔于相应部位5～15分钟。

观察及询问 → 观察玻璃罐吸附情况和皮肤颜色，询问患者有无不适，发现异常立即停止操作，通知医生。

告知 ← 皮肤会出现与罐口相当大小的紫红色瘀斑，为正常表现，数日方可消除，拔火罐的过程中如出现小水疱可自行吸收，消毒局部皮肤后，可用无菌注射器从泡底刺入吸出液体，再用无菌敷料覆盖。拔罐后可饮一杯温开水，夏季拔罐部位忌风扇或空调直吹。

起罐 → 左手轻按罐具，向左倾斜，右手食指或拇指按住罐口右侧皮肤，使罐口与皮肤之间形成空隙，空气进入罐内，顺势将罐取下。

整理 ← 协助患者整理衣着，取舒适卧位，整理床单位。

消毒 → 去除污染物，将罐具置于流动水下冲洗；用酶液浸泡（1L水+3.75ml酶）5分钟后，流动清水冲洗干净；消毒用含氯消毒液500mg/L加盖浸泡＞30分钟，再用纯化水冲洗干净后干燥保存备用。

记录 ← 拔罐部位、方法、留置时间及患者皮肤情况。

图 1-3　拔罐技术操作流程图

二、中药竹罐技术

（一）器具种类与特点

竹罐有大、中、拇指罐等型号，大罐适用于腰背部、腹部等部位；中号罐适用于颈肩及四肢；拇指罐适用于关节处等。竹制火罐因用火力排气，须选取坚实成熟的老竹子来制作。老熟的竹材料质地坚实，经得起火烤而不变形、不漏气。竹制水罐，因要用水或药液煮罐，蒸汽排汽，要选择尚未成熟且不青嫩地质地坚实的竹子制作。竹罐的优点是取材方便、制作简单、轻便耐用、经济实惠。缺点是容易干裂漏气、不透明，无法观察罐内皮肤的变化。

（二）技术原理

中药竹罐疗法属中医外治法之一，早在南北朝时，人们使用动物的犄角制成管筒，使配方药物通过管筒局部渗透至人的肌肤，调和气血、扶助正气，极大地调动了人体机能。后来用竹罐取代兽角，至唐代时此法逐渐盛行，隋唐医籍《外台秘药·卷四十》等医书均有记载。中药竹罐原理极为简单，利用天然竹子做成特制竹罐，配合中药配方蒸煮，将药物分子充分导入竹罐纤维当中，使药物成分与竹罐融为一体，在拔罐的真空负压下使药物分子快速地渗入病灶处，以达到疏通气机、祛风除湿、活血舒筋、散寒止痛、拔毒消肿的功效。

1.竹罐疗法在应用时一般与药物相配合，既可以直接通过负压作用改善局部血液循环，亦可以透过吸拔起皮肤时张开的毛孔将药物蒸汽渗透到局部组织，起到局部的熏蒸作用，形成双重功效，加强治疗效果。

2.用中药煎煮的竹罐，药物作用与拔罐相结合，达到活血通络、祛风散寒、调整气血、扶助正气、祛除病邪之目的。

3.中药竹罐疗法集拔罐、热疗、药疗于一身，施罐无痛、见效快、疗效好。

4.中药竹罐疗法无痛无创、使用安全，便于推广应用。

（三）适应证与禁忌证

1.适应证

（1）内科疾病　头痛、胃脘痛、高血压、类风湿性关节炎、感冒等。

（2）外科疾病　疔痈、毒虫咬伤等。

（3）骨科疾病　落枕、颈椎病、腰椎间盘突出症、腰椎管狭窄症、腰肌劳损、急性腰扭伤、肩关节周围炎、坐骨神经痛等。

（4）妇科疾病　月经过多、月经过少、闭经、痛经、产后腹痛、产后大便困难等。

（5）其他疾病　可根据辨证、辨病、经验取穴等，采用相应罐法治疗。

2.禁忌证

（1）急性传染病（尤其是急性传染性皮肤病）、广泛性皮肤病、高热抽搐、出血倾向疾病、活动性肺结核、急腹症、严重心脑血管病人。

（2）治疗部位皮肤过敏、溃疡、全身浮肿、烫伤、冻伤、肿瘤、女性经期、孕期腹部及腰骶部禁用。

（3）治疗部位皮下有大血管、骨骼凸凹不平、较大的瘢痕、乳头、毛发较多处。

（4）年老体虚、久病虚弱、小儿及机体耐受性差者慎用。

（四）操作步骤与要求

1.施术前准备

（1）用物准备　个体化辨证中药包、竹罐（大号 8 个、中号 6 个、拇指罐 30 个）、加热药锅、长镊子或卵圆钳 1 ～ 2 把、毛巾 3 条、计时器、手套、水温计、纱布，必要时备屏风、毛毯（图 1-4）。

（2）操作部位选取与准备　应根据病症选取适当的治疗部位。

（3）受术者体位准备　坐位、俯卧位、仰卧位，或根据实际情况，选择受术者舒适，施术者便于操作的治疗体位。

（4）操作环境准备　环境清洁卫生，避免污染，温湿度适宜。

（5）器具消毒准备　煮沸消毒法。

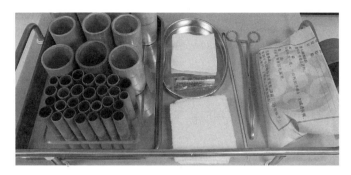

图 1-4　中药竹罐技术用物准备

2. 施罐方法

（1）走罐　手持镊子将竹罐倒置取出，甩去残余药液，用毛巾吸去表面水分，趁热将罐口放置于皮肤上不停旋转滑动至罐温可耐受，约半分钟。

（2）留罐　竹罐倒置在药液中，用镊子夹住罐底，提出后用毛巾吸去表面水分，趁热按在皮肤上约半分钟左右，令其吸牢（图 1-5）。

3. 起罐方法　起罐时，左手轻按罐具，向左倾斜，右手食指或拇指按住罐口右侧皮肤，使罐口与皮肤之间形成空隙，空气进入罐内，顺势将罐取下，不可强行上提或旋转提拔。

4. 施术后处理

（1）拔罐的正常反应　在拔罐处若出现点片状紫红色瘀点、瘀斑，或兼微热痛感，或局部发红，

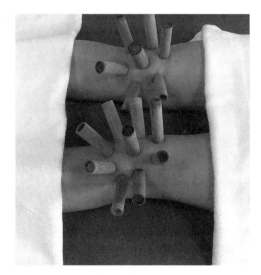

图 1-5　中药竹罐技术——留罐法

片刻后消失，恢复正常皮色，皆是拔罐的正常反应，一般不予处理。

（2）拔罐后处理　起罐后应用纱布轻轻拭去拔罐部位紫红色罐斑上的小水珠，若罐斑处微觉痛痒，不可搔抓，数日内自行消退。起罐后如果出现小水疱，可任其自然吸收；如水疱较大，消毒局部皮肤后，用无菌注射器从疱底刺入吸出液体，再用无菌辅料覆盖。

5. 拔罐治疗间隔与疗程　治疗的间隔时间，按局部皮肤颜色和病情变化

决定。同一部位拔罐一般隔日 1 次。急性病疗程至痊愈为止；一般慢性病以 7～10 次为一疗程。两个疗程之间应间隔 3～5 天（或等罐斑痕迹消失）。

（五）注意事项

1.拔罐时要选择适当体位和肌肉丰满的部位，骨骼凹凸不平及毛发较多的部位均不适宜。

2.面部及儿童、年老体弱者拔罐的吸附力不宜过大。

3.拔罐时要根据不同部位选择大小适宜的罐，检查罐体有无裂痕。

4.拔罐过程中要注意观察患者的反应，受术者如有不适感应立即起罐，严重者可让受术者平卧，保暖并饮热水或糖水，还可揉内关、合谷、太阳、足三里等穴。

5.用药罐时应注意勿烫伤皮肤，起罐后用纱布擦去药液，保持皮肤清洁。

6.起罐后，皮肤会出现与罐口相当大小的紫红色瘀斑，为正常表现，数日方可消除，如出现小水疱不必处理，可自行吸收；如水疱较大，消毒局部皮肤后，用无菌注射器从疱底刺入吸出液体，再用无菌敷料覆盖。

7.嘱受术者保持体位相对固定。

举验例案

1.神经根型颈椎病

赵某，男，45 岁。

主诉 颈部不适伴左手麻木 2 个月，加重 1 周。

现病史 患者 2 个月前因伏案工作劳累出现颈部疼痛不适伴左上肢麻木，放射至左手指端，自诉休息后稍有缓解，外用膏药后自觉症状未见缓解（具体治疗描述不清），近 1 周因伏案工作劳累，出现左手麻木加重，影响睡眠，遂于我院就诊。现左上肢麻木放射至左手，精细动作无异常，无胸部束带感，行走无踏棉感，饮食可，二便调，睡眠差，舌淡，苔薄白，脉弦紧。

查体 臂丛神经牵拉试验（+），颈椎 MRI 示：颈 3～颈 7 椎间盘膨出并突出，以颈 5～颈 7 为甚，向后压迫硬膜囊。

既往史 既往体健。

中医诊断 项痹病（寒凝阻络证）。

西医诊断 神经根型颈椎病。

治则治法 温经通络。

操作部位 颈肩部及上肢。

操作穴位 大椎穴、颈部夹脊穴、肩髃穴、曲池穴、内关穴、阿是穴等。

特殊罐法 无。

操作步骤

（1）指导受术者端坐位，将拔罐部位充分暴露。

（2）走罐

①走督脉 用中号竹罐由风府穴沿脊柱正中向下经大椎穴走至陶道穴3次。

②走足太阳膀胱经 用中号玻璃罐由天柱穴沿脊柱两侧向下经大抒穴、风门穴走至肺俞穴3次。

（3）留罐 竹罐倒置在药液中，用镊子夹住罐底，提出后用毛巾吸去表面水分，趁热按在皮肤上约半分钟，令其吸牢。

①大椎穴、颈部夹脊穴、肩髃穴、阿是穴 用中号竹罐定罐7～10分钟。

②曲池穴、内关穴 用拇指罐定罐7～10分钟。

（4）1周1次，5次为1疗程。

健康宣教

（1）合理用枕，选择合适的高度与硬度，保持良好睡眠体位。

（2）长期伏案工作时，应注意经常做颈项部的功能活动。

（3）注意保暖，拔罐后6小时后可洗热水澡，不宜吹空调、风扇等，避免肩部受凉。

效果评价

治疗时间	NRS 评分	指端麻木
治疗前	5	常常
第1次治疗后	4	经常
第3次治疗后	2	偶尔
第5次治疗后	2	偶尔

2.膝关节骨性关节炎

李某，女，67岁。

主诉 活动后出现右膝关节疼痛伴肿胀1个月。

现病史 患者1个月前过量活动后出现右膝关节疼痛，局部肿胀，行走困难，遂于我院就诊。现右膝关节肿痛，夜间及行走后加重，下地行走困难，晨僵，二便调，睡眠尚可，舌暗，苔薄白，脉弦细。

查体 示右膝关节皮肤光亮，活动受限，膝关节周围压痛（+），浮髌试验（−），纵轴叩击痛（−），麦氏征（−），膝关节X线片示：右膝关节周围骨赘增生，内侧股胫关节间隙狭窄，髌骨关节间隙狭窄，髌骨关节面毛糙，髁间嵴锐利。

既往史 既往体健。

中医诊断 膝痹病（气虚血瘀证）。

西医诊断 膝关节骨性关节炎。

治则治法 活血通络。

操作部位 右膝关节、小腿。

操作穴位 阴陵泉穴、阳陵泉穴、足三里穴、血海穴、犊鼻穴、阿是穴等。

特殊罐法 无。

操作步骤

（1）指导受术者仰卧位，将拔罐部位充分暴露。

（2）留罐 竹罐倒置在药液中，用镊子夹住罐底，提出后用毛巾吸去表面水分，趁热按在皮肤上约半分钟左右，令其吸牢。

①足三里穴 用中号罐定罐7～10分钟。

②阴陵泉穴、阳陵泉穴、血海穴、犊鼻穴、阿是穴 用拇指罐定罐7～10分钟。

（3）1周1次，5次为1疗程。

健康宣教

（1）避免负重、减轻体重，减少运动量，避免长时间步行、站立、蹲位及爬山运动，多休息。

（2）注意膝关节功能锻炼及膝关节保暖。

（3）注意保暖，拔罐后 6 小时后可洗热水澡，不宜吹空调风扇等，避免肩部受凉。

效果评价

治疗时间	NRS 评分	皮肤情况	活动度
治疗前	6	右膝关节皮肤光亮	行走约 200m，晨僵
第 1 次治疗后	5	右膝关节皮肤些许褶皱	行走约 300m，晨僵
第 3 次治疗后	3	右膝关节皮肤正常	行走基本无障碍，晨僵缓解
第 5 次治疗后	2	右膝关节皮肤正常	行走无障碍，晨僵缓解

附：中药竹罐技术操作流程图（图 1-6）

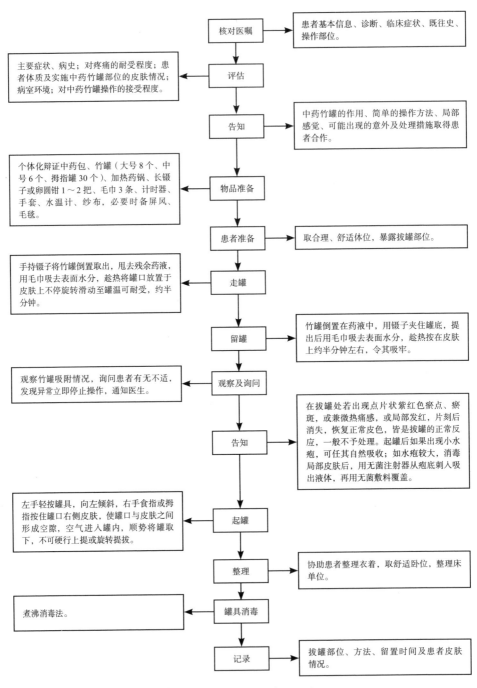

核对医嘱 → 患者基本信息、诊断、临床症状、既往史、操作部位。

主要症状、病史；对疼痛的耐受程度；患者体质及实施中药竹罐部位的皮肤情况；病室环境；对中药竹罐操作的接受程度。 ← 评估

告知 → 中药竹罐的作用、简单的操作方法、局部感觉、可能出现的意外及处理措施取得患者合作。

个体化辩证中药包、竹罐（大号 8 个、中号 6 个、拇指罐 30 个）、加热药锅、长镊子或卵圆钳 1～2 把、毛巾 3 条、计时器、手套、水温计、纱布，必要时备屏风、毛毯。 ← 物品准备

患者准备 → 取合理、舒适体位，暴露拔罐部位。

手持镊子将竹罐倒置取出，甩去残余药液，用毛巾吸去表面水分，趁热将罐口放置于皮肤上不停旋转滑动至罐温可耐受，约半分钟。 ← 走罐

留罐 → 竹罐倒置在药液中，用镊子夹住罐底，提出后用毛巾吸去表面水分，趁热按在皮肤上约半分钟左右，令其吸牢。

观察竹罐吸附情况，询问患者有无不适，发现异常立即停止操作，通知医生。 ← 观察及询问

告知 → 在拔罐处若出现点片状紫红色瘀点、瘀斑，或兼微热痛感，或局部发红，片刻后消失，恢复正常皮色，皆是拔罐的正常反应，一般不予处理。起罐后如果出现小水疱，可任其自然吸收；如水疱较大，消毒局部皮肤后，用无菌注射器从疱底刺入吸出液体，再用无菌敷料覆盖。

左手轻按罐具，向左倾斜，右手食指或拇指按住罐口右侧皮肤，使罐口与皮肤之间形成空隙，空气进入罐内，顺势将罐取下，不可硬行上提或旋转提拔。 ← 起罐

整理 → 协助患者整理衣着，取舒适卧位，整理床单位。

煮沸消毒法。 ← 罐具消毒

记录 → 拔罐部位、方法、留置时间及患者皮肤情况。

图 1-6　拔罐技术操作流程图

三、刺络放血拔罐技术

（一）器具种类与特点

用耐热玻璃制成，腔大口小，罐口边缘略突向外。按罐口直径及腔大小，可分为大、中、小等型号。大号罐适用于腰背部、腹部等；中号罐适用于颈肩及四肢；小号罐适用于面部等。多用火力排气法，特别适用于走罐法及针刺拔罐法。其优点是清晰透明，便于拔罐时在罐外观察皮肤的变化，从而掌握拔罐时间，是目前临床应用最广泛的罐具。缺点是导热快，易烫伤，容易破损。

（二）技术原理

刺络放血拔罐又称刺血拔罐法，先运用皮肤针叩刺或针头点刺病患部位，再在局部拔上火罐，利用火罐负压作用，将体内淤血，湿寒拔出，达到防治疾病的一种方法。本疗法是现代在刺络法和拔罐法结合而成的基础上发展的。刺络法早在《黄帝内经》中即"毛刺""浮刺"等记载，为刺络法的雏形。

1. 刺络放血疗法是通过针刺某些穴位或体表小静脉而放出少量血液。

2. 刺络放血通过泻热解毒、调和气血、活血化瘀、通经活络等调整人体脏腑，使经脉畅通、气血调和、阴阳平衡、治病祛疾。

3. 刺络放血可促进人体新陈代谢，并通过神经体液的调节作用，改善微循环和血管功能，阻止炎症过度反应和促进炎症的吸收。

4. 放血后瘀血如颜色鲜红、不易结块，则表示病情较轻；颜色黑紫、块大黏腻，则表示瘀阻较重。水分多则表示湿重，若为黄水则为湿热，若为清水则为寒湿。

（三）适应证与禁忌证

1. 适应证

（1）内科疾病　头痛、高血压、感冒、咽炎、失眠等。

（2）外科疾病　疮疡、疔痈、毒虫咬伤等。

（3）骨科疾病　落枕、颈椎病、腰椎管狭窄症、腰肌劳损、急性腰扭伤、肩关节周围炎、坐骨神经痛等。

（4）妇科疾病　月经不调、痛经等。

（5）其他　疾病可根据辨证、辨病、辨经、经验取穴等选穴配方，采用相应罐法治疗。

2. 禁忌证

（1）精神过于紧张、醉酒、过饥、过饱、过劳及抽搐不合作者。

（2）重度心脏病、呼吸衰竭、皮肤局部溃烂或过敏、活动性肺结核、全身消瘦以致皮肤失去弹性、全身高度浮肿及恶性肿瘤患者。

（3）凝血机制障碍、有出血性疾病及长期贫血者。

（4）妊娠妇女腹部、腰骶部及五官部位、前后二阴等，面部、年老体弱及儿童禁用。

（5）局部有疝疾病（如脐疝、腹壁疝、腹股沟疝等）、静脉曲张等。

（四）操作步骤与要求

1. 施术前准备

（1）用物准备　安尔碘、棉签、手消、无菌针具（三棱针、12号静脉注射针头、采血笔、梅花针、火针等）、无菌手套、利器盒、玻璃罐（根据病症、操作部位选择合适大小的罐具），95%乙醇棉球、弯盘、止血钳、打火机、灭火罐、无菌纱布（图1-7）。

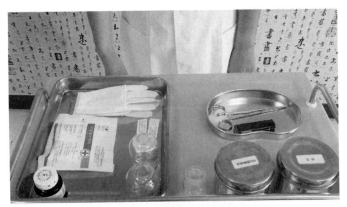

图1-7　刺络放血拔罐技术用物准备

（2）操作部位选取与准备　应根据病症选取适当的治疗部位。

（3）受术者体位准备　坐位、俯卧位、仰卧位，或根据实际情况，选择受术者舒适，施术者便于操作的治疗体位。

（4）操作环境准备　环境清洁卫生，避免污染，室内温湿度适宜。

（5）器具消毒准备

①去除污染物，先用含氯消毒液（2000mg/L）加盖浸泡＞30分钟，其后流动水冲洗干净。

②用酶液浸泡（1L水+3.75ml酶）5分钟后，纯化水冲洗干净。

③干燥保存备用。

2. 点火方法

（1）闪火法　用手持止血钳或镊子夹紧95%乙醇棉球，一手持点火工具，一手持罐，罐口朝下，将棉球点燃后立即伸入罐内旋转数圈随即退出，迅速将罐扣于点刺过的部位。

（2）投火法　将易燃软质纸片（卷）或95%乙醇棉球，点燃后投入罐内，迅速将罐扣于点刺过的部位。

（3）贴棉法　将直径1～2cm的95%乙醇棉片，贴于罐内壁的中下段或罐底，点燃后迅速将罐扣于点刺过的部位。

3. 施罐方法

（1）取穴方法及部位

①局部取穴　局部取穴是指在病变局部寻找压痛点，主要用于风湿痹痛的治疗，如颈椎病往往可在颈椎的两侧或肩胛骨内缘找到压痛点，进行刺络拔罐。

②远端取穴　辨证取穴，根据经络走向和脏腑关系，寻找四肢显露的浅表静脉或背俞穴上的病理反应点，如肌肉的结节、硬块等，主要用于内科疾病。

（2）叩刺分类

①局部叩刺　在病变局部，由中心向外围叩刺，后在叩刺过的部位留罐。

②穴位叩刺　在选定的某些穴位上叩刺后留罐。

③循经叩刺　取疾病与脏腑络属相关的经络或循行经过病处的经络为主进行叩刺留罐。叩刺及留罐的顺序应同经脉的循行路线一致。

④整体叩刺　根据病情需要，合理选择上述2～3种方法结合进行治疗。

（3）叩刺方法　皮肤常规消毒，右手握针柄，以无名指、小指将针柄末端固定于小鱼际处，以拇指、中指夹持针柄，食指置于针柄中段上面，用腕部力量叩刺病变部位。叩刺完毕，即在被叩刺部位立即留罐，约5分钟后起罐（图1-8）。

（4）叩刺强度　叩刺分轻刺、中刺和重刺三种方法，不论轻刺、重刺都应注意运用腕部弹力，使针尖刺到皮肤后，由于反作用力而使针弹起，可减轻叩刺时的疼痛。

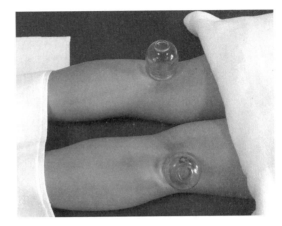

图1-8　刺络放血拔罐技术——放血留罐法

①轻刺　用力较小，针尖接触皮肤的时间愈短愈好。临床常以受术者无疼痛感，仅皮肤略有潮红为度。

②中刺　介于轻重刺之间。

③重刺　用力稍大，针尖接触皮肤的时间可稍长。受术者稍觉疼痛，皮肤潮红，但无渗血为度。

（5）叩刺速度　速度要均匀，防止快慢不一、用力不均地乱刺。针尖起落要呈垂直方向，将针垂直地刺下，垂直地提起，如此反复操作。不可将针尖斜着刺入和向后拖拉起针，这样会增加受术者的疼痛。

4. 起罐方法　起罐时，一手握住罐体底部稍倾斜，另一手拇指或食指按压罐口边缘皮肤，使空气进入罐内，即可将罐取下，防止淤血喷溅污染。

5. 施术后处理

（1）刺络拔罐的正常反应　起罐后，皮肤会出现与罐口相当大小的紫红色瘀斑，叩刺后皮肤针眼发红，为正常表现，数日方可消除。

（2）拔罐后处理　起罐后应用无菌纱布擦去瘀血，再用安尔碘消毒叩刺部位皮肤，防止感染，留罐处皮肤会出现与罐口相当大小的紫红色瘀斑，为正常表现，数日方可消除；如出现小水疱不必处理，可自行吸收；如水疱较大，消毒局部皮肤后，用无菌注射器从疱底刺入吸出液体，再用无菌敷料覆盖，保护疱皮完整，保持局部清洁干燥。若出血应用无菌棉球拭净；若皮肤破损，应常规消毒，并用无菌敷料覆盖，保持局部清洁干燥。

6. 拔罐治疗间隔与疗程 治疗的间隔时间，按局部皮肤颜色和病情变化决定。同一部位拔罐一般隔 2～3 天 1 次。急性病痊愈为止，一般慢性病以7～10 次为一疗程。两个疗程之间应间隔 3～5 天（或等罐斑痕迹消失）。

（五）注意事项

1. 认真仔细检查针具，检查针尖有无钩毛或缺损、针锋参差不齐时，要及时更换。

2. 拔罐时要根据不同部位选择大小适宜的罐，检查罐口周围是否光滑，罐体有无裂痕。

3. 选好体位，嘱受术者体位应舒适，局部宜舒展、松弛，勿移动体位，以防罐具脱落。

4. 针刺局部皮肤（包括穴位），均应每个部位用安尔碘棉签消毒 2 遍，棉签消毒时由叩刺点为中心，边旋转棉签边消毒，消毒部位面积大于罐口面积，消毒皮肤不得有空隙。

5. 拔罐和留罐中要注意观察受术者的反应，受术者如有不适感，应立即起罐；严重者可让受术者平卧，保暖并饮用温开水或温糖水，还可揉内关穴、合谷穴、太阳穴、足三里穴等。

6. 起罐后，用无菌纱布擦净血渍，再用安尔碘棉签消毒叩刺部位，注意保持针刺局部皮肤清洁干燥，24 小时内不要沐浴，以防感染。

7. 拔罐后皮肤会出现与罐口相当大小的紫红色瘀斑，为正常表现，数日方可消除，如出现小水疱不必处理，可自行吸收；如水疱较大，消毒局部皮肤后，用无菌注射器从疱底刺入吸出液体，再用无菌敷料覆盖。

8. 留罐，儿童拔罐力量不宜过大，时间不宜过长；在肌肉薄弱处或吸拔力较强时，则留罐时间不宜过长。

9. 严重虚弱者少放或不放血。

带状疱疹

唐某，男，74岁。

主诉 左上背至腋下烧灼刺痛8天，见簇集水疱6天。

现病史 患者于8天前饮酒后出现背部左侧疼痛，呈跳动性刺痛，疼痛部位不固定，尤以夜间为重，无放射痛，伴乏力。2天后疼痛处出现潮红斑，后演变为黄豆大小的丘疹，水疱簇状分布。期间自用阿昔洛韦软膏外涂，症状逐渐加重，疱疹范围扩大至左前胸、左腋下及左前臂。现精神差，纳差，睡眠差，大便调，小便黄。

查体 舌质红，苔黄厚，脉弦滑。

既往史 既往体健。

中医诊断 蛇串疮（肝经瘀热证）。

西医诊断 带状疱疹。

治则治法 清肝利湿。

操作部位 左侧胸背部及左手。

操作穴位 龙头穴、龙尾穴、阿是穴等。

特殊罐法 无。

操作步骤

（1）指导受术者仰卧位，将拔罐部位充分暴露。

（2）消毒针刺部位皮肤 每个部位用安尔碘棉签消毒2遍，消毒时棉签由叩刺点为中心，边旋转棉签边消毒，消毒面积大于罐口面积，消毒皮肤不得有空隙。

（3）放血 使用三棱针在龙头穴、龙尾穴及阿是穴快速叩刺至出血。

（4）留罐 1周1次，5次为1疗程。

①用中号玻璃罐在龙头、龙尾处留罐10分钟。

②用小号玻璃罐在阿是穴留罐10分钟。

健康宣教

（1）嘱受术者避免摩擦患处，保持患处清洁干燥，24小时内不要沐浴，以防感染。

（2）增强体质，提高抗病能力。

（3）增加营养，忌食辛辣温热食物，多食豆制品、鱼、蛋、瘦肉等富含蛋白质及新鲜的瓜果蔬菜，预防复发。

（4）注意保暖　拔罐24小时后方可洗热水澡，不宜吹空调风扇等，避免受凉。

效果评价

治疗时间	NRS 评分	疱疹观察	皮肤
治疗前	8	疱疹簇	红肿疱疹
第 1 次治疗后	7	疱疹部分结痂	红肿部分消退
第 4 次治疗后	4	痂皮完全脱落	红肿完全消退

附：刺络放血拔罐技术操作流程图（图 1-9）

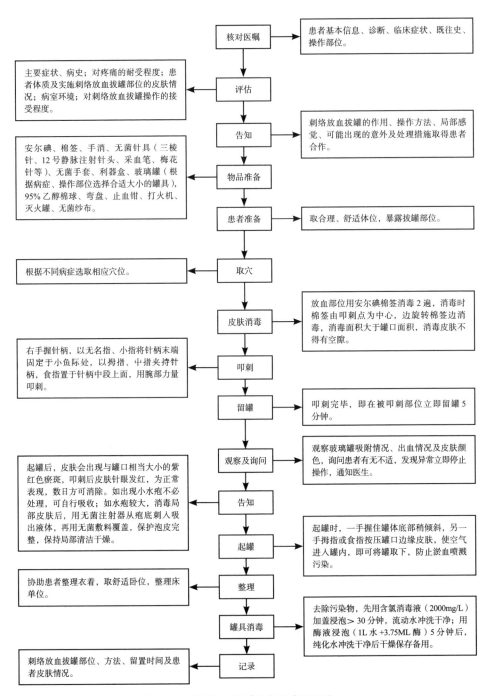

核对医嘱 → 患者基本信息、诊断、临床症状、既往史、操作部位。

主要症状、病史；对疼痛的耐受程度；患者体质及实施刺络放血拔罐部位的皮肤情况；病室环境；对刺络放血拔罐操作的接受程度。 ← 评估

告知 → 刺络放血拔罐的作用、操作方法、局部感觉、可能出现的意外及处理措施取得患者合作。

安尔碘、棉签、手消、无菌针具（三棱针、12 号静脉注射针头、采血笔、梅花针等）、无菌手套、利器盒、玻璃罐（根据病症、操作部位选择合适大小的罐具）、95% 乙醇棉球、弯盘、止血钳、打火机、灭火罐、无菌纱布。 ← 物品准备

患者准备 → 取合理、舒适体位，暴露拔罐部位。

根据不同病症选取相应穴位。 ← 取穴

皮肤消毒 → 放血部位用安尔碘棉签消毒 2 遍，消毒时棉签由叩刺点为中心，边旋转棉签边消毒，消毒面积大于罐口面积，消毒皮肤不得有空隙。

右手握针柄，以无名指、小指将针柄末端固定于小鱼际处，以拇指、中指夹持针柄，食指置于针柄中段上面，用腕部力量叩刺。 ← 叩刺

留罐 → 叩刺完毕，即在被叩刺部位立即留罐 5 分钟。

观察及询问 → 观察玻璃罐吸附情况、出血情况及皮肤颜色，询问患者有无不适，发现异常立即停止操作，通知医生。

起罐后，皮肤会出现与罐口相当大小的紫红色瘀斑，叩刺后皮肤针眼发红，为正常表现，数日方可消除。如出现小水疱不必处理，可自行吸收；如水疱较大，消毒局部皮肤后，用无菌注射器从疱底刺入吸出液体，再用无菌敷料覆盖，保护疱皮完整，保持局部清洁干燥。 ← 告知

起罐 → 起罐时，一手握住罐体底部稍倾斜，另一手拇指或食指按压罐口边缘皮肤，使空气进入罐内，即可将罐取下，防止淤血喷溅污染。

协助患者整理衣着，取舒适卧位，整理床单位。 ← 整理

罐具消毒 → 去除污染物，先用含氯消毒液（2000mg/L）加盖浸泡＞30 分钟，流动水冲洗干净；用酶液浸泡（1L 水 +3.75ML 酶）5 分钟后，纯化水冲洗干净后干燥保存备用。

刺络放血拔罐部位、方法、留置时间及患者皮肤情况。 ← 记录

图 1-9　刺络放血拔罐技术操作流程图

第二章

灸法类技术

灸法是利用艾叶等易燃材料或药物，点燃后在穴位上或患处进行熏灼，艾绒在燃烧时可产生渗透力而温通经络，从而提高免疫力，达到防病治病目的。一般根据施灸材料可将灸法分为艾灸法和非艾灸法两大类。艾灸法是灸法的主体部分，根据操作方式的不同分为艾柱灸、艾条灸、温针灸、温灸器灸和其他特殊的艾灸法。非艾灸类如灯火灸、黄蜡灸、药锭灸、药捻灸、药线灸、药笔灸等。

第一节　技术源流

灸法的起源，可以追溯到人类掌握火的技术之时，火被人掌握，广泛用于生活生产、饮食起居、耕作渔猎，而后逐渐发现烧灼热烫治病功效，这就是熏法、樊法、灸法等疗法的起源。最早的灸材是树枝，后来发现艾绒易燃烧、取材更便捷，故成为当时取火的重要材料之一。随着医疗活动的发展，艾草的治疗效果得到认可，故以艾为灸材的艾灸逐渐发展开来。

石器时代至
商周时期

**战国至
三国时期**

灸法的历史悠久，从文字考证来看，"灸"字为"久"＋"火"，汉代《说文解字》解释"灸"字为"火灼"，即是用火长时间烧灼的意思。《足臂十一脉灸经》和《阴阳十一脉灸经》是首次记载灸疗的医学典籍，提到的各种经脉病证以及心痛、癃、癫狂、咯血、耳聋、噎等急难病证，均可采取灸疗其所属经脉之法进行治疗。在长沙马王堆汉墓出土的早期医书《五十二病方》中，最早记载有以艾裹药的加药麦粒灸："取枲垢，艾裹，以久（灸）靛（癫）者中颠，令阑（烂）而已。"然而，详究《五十二病方》，久（灸）、燔、蒸、熏、炙等用法很多。

先秦两汉是我国传统艾灸形成的重要时期，《黄帝内经》第一次将艾草记载为灸疗的主要材料，在《灵枢·官能》中有"针所不为，灸之所宜""藏寒生满病，其治宜灸焫"等关于灸法的句子；而在《素问·骨空论》中记载了灸治方法"灸寒热之法，先灸项大椎，以年为壮数，次灸橛骨，以年为壮数"，还记载了应用灸法来治犬伤病"犬所啮之处灸之三壮，即以犬伤病法灸之"。可见，艾灸治疗在当时应用非常广泛。扁鹊是战国著名医家，是我国历史上第一位有正式传记的医家，也是在我国历史和医学史都有影响力的名人，精通内科、儿科、妇科、五官科等，擅长用方药、针灸、药熨、按摩等治疗疾病，可以说扁鹊是名副其实的通科医生。有文献记载以来，扁鹊是我国第一位重视艾灸的医家，也是我国针灸医学史上第一个学派（扁鹊学派）的创始人。

东汉末年著名医家张仲景，代表作《伤寒杂病论》被誉为"众法之宗，医方之祖"，书中共有7条提及艾灸治疗的方法，其中体现的学术思想对后世艾灸治疗的发展和运用有着重要的意义，其主要观点是确立了"病在三阴宜灸，病在三阳宜针"的针灸治疗原则。张仲景关于针灸学理论和实践主要体现在以下四个方面：针、灸、药兼施的理念；针宜治阳病，灸善疗阴证；热证忌温针与灸；针长于泻，灸偏于补。

　　从两晋至南北朝是灸法的快速发展时期，特别是两晋时期灸法得到了长足的发展，艾灸在这一时期取得了决定性的进展，其显著的标志除代表性人物及灸疗专著之外，还体现在灸疗的家族传承与域外传播。魏晋以前，一般仅有文字对艾灸进行记载，并无图形资料。魏晋以后，艾灸学迅速发展，已向专科化方向演变，师传口授的形式随意性、差异性较大。两晋以后，医学教学形式发生了变化，培养医生除了上述师带徒方式之外，还出现了具有一定规模的医学校。

魏晋南北朝时期

　　魏晋至隋唐时期，社会医疗活动中灸疗法的使用频率要高于针疗法，灸法简便、安全，使其普遍适用于普通民众。在唐代时期，灸法的发展达到了鼎盛，此时期灸法大师们在继承了以葛洪为代表的重灸传统基础上，涌现出以孙思邈为代表的保健灸法和以王焘为代表的"不录针经，唯取灸法"的重灸思想，对灸法的兴盛起到了积极作用。此外，该时期的灸法还呈现出灸材多样化、灸法专门化、灸疗普及化的特征。隋唐以前的灸法以直接灸为主。隋唐时期，隔物灸法逐渐发展成熟起来。随后隔物灸材出现了多样化的趋

隋唐至五代十国时期

势。当时盛行的隔物灸材是姜、蒜、附子、商陆、莨苕子、豆豉、麻花、麻缕等。在隋唐，已经完全使用艾火和槐木之火，废除了"八木"之火，原因是八木质地坚硬，不易点燃，一旦燃着，则火势迅猛燥烈，易灼伤人体肌肤，且伤津耗血，故弃之不用。唐代韩愈在《谴疟鬼》诗云："灸师施艾炷，酷若猎火围"，该句生动描绘了大柱艾灼的场面。

宋朝时期

宋代著名医家王惟一主持铸造了两具针灸铜人并撰写了《铜人腧穴针灸图经》。王氏还精于《内经》《难经》《甲乙经》中的理论，在艾灸壮数上与前人略有不同。例如：在五处穴，《甲乙经》云不可灸，而《铜人腧穴针灸图经》云可灸三壮。

宋代除了关于艾灸的著作较多之外，还有一些关于艾灸的传说以及文人墨客的诗句中都有关于艾灸的记载。宋代艾灸非常普及，除了诗人有很多关于艾灸的诗句外，当时著名的画家还专门为艾灸治病留墨。在诗书画中，有欧阳修《灼艾帖》、苏东坡《灼艾帖》和李唐《艾灸图》反映了灸疗在唐宋时期的繁荣景象。

南宋末年，灸法已经颓势渐显，不仅医者质疑之论多见，士大夫及民间医患亦多有拒绝者，南宋闻人耆年《备急灸法》所载"富贵骄奢之人，动辄惧痛，闻说火艾，嗔怒叱去"即是写照。南宋窦材在施行烧灼灸时采取麻醉法，隔物灸、艾灸器灸法，皆是灸法为适应时人需求、避免疼痛进行的改变。灸、针地位的兴替发生在唐宋之际，与灸法普及之下的粗放运用而产生、灸误有关；且随着宋代社会整体经济、医疗技术发展水平提高，民众拥有更多医疗资源可选，对艾灸疼痛容忍度下降和化脓成疮疗效不显的不满逐渐使灸法没落。

金元时期，由于针法研究的崛起和针法应用的日益推广，灸法的发展受到了一定的影响。然而以金元四大家为首的不少医家，在灸法的巩固和完善方面，仍做出了不少的贡献。如元代名医危亦林，在其所著《世医得效方》中载述刺灸治疗的 56 个病证中，灸疗约占十分之八，并且多涉及各科急性热病、时令病以及惊厥、损伤等症。在施灸方面，则不采用晋唐时期动辄百壮的做法，灵活施灸，且多数用七壮、二七壮、三五壮等。他还十分重视灸后的护理，"以温汤浸手帕拭之"，"以柳枝煎汤洗后灸之"，防止感染。对艾灸选穴危亦林也提出了许多独到的见解，例如隔盐灸、百壮灸、随年壮灸、经穴灸和局部灸。《世医得效方》对后世医学特别是对艾灸法的运用起到了深远的影响。

明清时期，是我国灸法从成熟逐步走向衰落的时期。从著作的数量、灸法技术的改进、隔物灸的广泛应用等方面，均可看出明清时期灸法进入了发展的鼎盛时期。明代药学家李时珍的《本草纲目》中有用艾治疗多种疾病的途径："老人丹田气弱，脐腹畏冷者，以熟艾入布袋兜其脐腹，妙不可言。寒湿脚气人亦宜以此夹入袜内。"这是当时对艾草最为详细的描述。

明代著名医家张景岳，在所著《类经图翼·卷十一》中，专门辑录了明代以前的几百个灸疗验方，涉及内、外、妇、儿各科几十种病症。在《景岳全书》中有二十类提到针灸疗法，涉及灸方的达十五类，并详细论述了灸疗的治疗作用。可以说，这是对明以前灸疗临床经验的一次总结。明代医家在继承前人灸法经验的基础上，又进行了大胆的改革与创新，产生了艾条灸、雷火神针、太乙神针、桃枝针、桑枝针、药锭灸等新的灸疗方法。值得一提的是艾条灸疗的创用，此法最早见于明初朱之《寿域神方·卷三》："用纸实卷艾，以纸隔之，点穴于隔纸上用力实按之，待腹内觉热，汗出，即差。"这时的艾条灸还属于实按灸，即艾条隔纸按压于穴位，以后又改为悬灸法，即离开皮肤一定距离施灸，这种方法既发挥了艾灸之长，又避免了烧灼之苦。同时，凡是艾柱灸的适应证均可以用艾条灸，操作简便，疗效颇佳，备受患者的欢迎，故而一直沿用至今。同时，灸疗器械、隔物灸等方面也得到了进一步发展，并将局部麻醉应用于灸法。明代江西著名医家李梴，代表作《医学入门》，其继承了孙思邈的部分灸法思想，擅长利用灸法的特殊作用来防治疾病。同时，该书认为灸法不但可以治疗劳疾，还可以强身健体。正如书中云："凡一年四季，各薰一次，元气坚固，百病不生。"若"人常依法薰蒸，则荣卫调和，寒暑不侵，身体可健"。该书对于灸法最重要的论述为"药之不及，针之不到，必须灸之"，李梴认为灸法具有温、清、补、泻的作用，临床实践中应灵活使用。

自 20 世纪 50 年代起，灸法再次引起医学界的关注，新中国成立以后，党中央十分重视继承和发扬祖国医学遗产，针灸医学得到了前所未有的普及、提高和保护。成立了由卫生部直属的针灸疗法实验所，全国各地也都先后成立了针灸的相关研究、医疗和教学机构，并且针灸学被列入了各中医院校的必修课。20 世纪 60~70 年代，有关灸疗的临床报道急剧增加，据统计，这一时期，单纯用灸或以灸为主治疗的病种就达百余种。在近 20 余年，灸法研究备受医家重视，《中国针灸学》《新针灸学》等针灸专著相继问世。书中介绍了灸疗的有关内容，丰富了灸法的内涵，同时利用现代科学实验手段对艾灸的机制进行了研究，并获得了比较系统的结果。在传统灸疗的基础上，出现了一批新灸法，如燋灸、火柴灸、硫磺灸；结合现代科技创制新的灸疗，如光灸、冷冻灸、电热灸、铝灸等等。发明了电热仪、电灸仪等各种现代灸疗仪器，且大多已应用于临床，使灸法可定时、定量、定温、定性、无烟。适用范围不断扩大，疗效不断提高。防治的病种已突破灸治传统病证和一般常见疾病，开始用于不少难治性疾病。对休克、心绞痛、慢性支气管炎、支气管哮喘、骨髓炎、硬皮病、白癜风等危重疑难病证的防治都取得了较好的效果。有关文献载述的用灸法防治的病证已超过 200 种。

如今，灸法的显著疗效已经得到医学界的认可。艾灸疗法在挖掘、整理、发展、提高的过程中，在医界同仁的共同努力下，结合和借鉴现代医学技术，必将得到更大的普及和发展，更好地为人民的卫生医疗保健事业服务。

第二节　特色技术

一、悬灸技术

悬灸是采用点燃的艾条悬于选定的穴位或病痛部位之上，利用艾的温热和药力的作用刺激穴位或病痛部位，达到温经散寒、扶阳固脱、消瘀散结、防治疾病的一种操作方法，属于艾灸技术范畴。根据施灸手法不同分为温和灸、雀啄灸、回旋灸。

（一）灸材

艾条是用棉纸或桑皮纸包裹艾绒制成的圆柱形长卷。根据材料、产地、年份、绒比、药物等属性分为不同规格的艾条。

（二）技术原理

悬灸是将艾条点燃悬于施灸部位之上的一种灸法，根据施灸手法不同分为温和灸、雀啄灸、回旋灸等，该法无痛无创、操作简便、安全有效，便于广泛应用。

1. 温和灸　将艾条一端点燃，悬于施灸部位上距皮肤 2～3cm 处，每处灸 10～15 分钟，直至皮肤出现红晕为度。

2. 雀啄灸　将艾条的一端点燃，悬于施灸部位之上 2～3cm，上下移动，使之像鸟雀啄食样，一上一下进行施灸，如此反复，一般每穴灸 10～15 分钟，直至皮肤出现红晕为度。

3. 回旋灸　将艾条的一端点燃，对准施灸部位，将艾条燃着端悬于施灸部位上距皮肤 2cm 处，反复旋转移动范围约 3cm，每处灸 10～15 分钟，使皮肤有温热感而不致灼痛，直至皮肤出现红晕为度。

（三）适应证与禁忌证

1. 适应证

（1）内科疾病　包括感冒、咳嗽、哮喘、高血压、失眠、头痛、眩晕、慢性胃炎、泄泻、糖尿病、呃逆等。

（2）外科疾病　包括颈椎病、肩周炎、慢性腰痛、风湿性关节炎及类风湿关节炎等。

（3）妇、男科疾病　包括乳腺增生、月经不调、痛经、带下、阳痿早泄、不孕症等。

（4）儿科疾病　脑积水、流行性腮腺炎、婴幼儿腹泻、小儿厌食症、小儿遗尿症等。

（5）皮肤、五官科疾病　包括痤疮、湿疹、牛皮癣、视力下降、耳鸣、耳聋、过敏性鼻炎、咽炎、牙痛等。

（6）其他　疾病可根据辨证、辨病、经验取穴等，采用相应灸法治疗。

2. 禁忌证

（1）患者颜面、心前区、大血管部和关节、肌腱处不可用瘢痕灸；乳头、外生殖器不宜直接灸。

（2）中暑、高血压危象、结核晚期、大量咯血等不宜使用艾灸疗法。

（3）妊娠期妇女腰骶部和腹部不宜施灸。

（4）皮肤感染、溃疡、瘢痕处、有出血倾向者不宜施灸，空腹或餐后一小时左右不宜施灸。

（5）患者在精神紧张、大汗后、劳累后或饥饿时不宜施用本疗法。

（四）操作步骤与要求

1. 施术前准备

（1）用物准备　手消毒液、艾条、打火机、弯盘、纱布、广口瓶、医疗垃圾桶、污物桶、（必要时备）浴巾、屏风、计时器（图2-1）。

（2）操作部位选取与准备　应根据病症选取适当的治疗部位。通常以肌肉丰厚处为宜，如腰部、背部、腹部、腿部等。

（3）受术者体位准备　根据实际情况，使受术者处于取穴方便、放松的体位，如坐位、俯卧位、仰卧位，或施术者便于操作的治疗体位。受术者处于暴露体位时注意防风。

（4）操作环境准备　环境清洁卫生，避免污染，环境温湿度适宜。

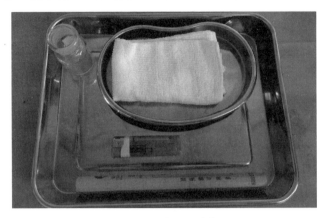

图 2-1　悬灸用物准备

2. 施灸方法

（1）温和灸　受术者取舒适体位，确定施灸部位，充分暴露施灸部位皮肤，施术者手持艾条，将艾条的一端点燃，直接悬于施灸部位之上，与之保持一定距离，使热力较为温和的作用于施灸部位。其中将艾条燃着端悬于施灸部位上距皮肤 2～3cm 处，使受术者局部有温热感为宜，每处灸 10～15分钟，至皮肤出现红晕为度。温和灸是临床上应用最为广泛的灸法之一，有温经通络、活血化瘀、散寒祛邪、软坚散结等功效。

（2）雀啄灸　协助受术者取舒适体位，确定施灸部位，充分暴露施灸部位皮肤，施术者手持艾条，将艾条的一端点燃，悬于施灸部位之上约 2～3cm，上下移动，使之像鸟雀啄食样，一上一下进行施灸，如此反复，一般每穴灸 10～15 分钟，至皮肤出现红晕为度。这种忽近忽远的施灸为雀啄灸。本灸法多用于昏厥及儿童疾患。

（3）回旋灸　协助受术者取舒适体位，确定施灸部位，充分暴露施灸部位皮肤，施术者手持艾条，将艾条的一端点燃，对准施灸部位，将艾条燃着端悬于施灸部位上距皮肤 2cm 处，反复旋转移动范围约 3cm，每处灸 10～15 分钟，使皮肤有温热感而不至于灼痛，至皮肤出现红晕为度为回旋灸（图 2-2）。

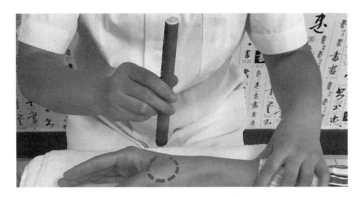

图 2-2　悬灸——回旋灸

3. 施术后处理

（1）施灸结束应立即将艾条插入广口瓶，熄灭艾火。此外施灸时应注意艾火勿烧伤皮肤或衣物。用过的艾条，应装入小口玻璃瓶或筒内，以防复燃。

（2）施灸结束应观察施灸部位，并协助受术者清洁皮肤及采取舒适体位，并注意保暖。

（3）如因施灸过量，时间过长，局部出现小水疱，只要注意不擦破，可任其自然吸收。如水疱较大，可用消毒的毫针刺破水疱，放出水液，或用注射针抽出水液，再涂以烫伤油等，并以无菌纱布覆盖。

4. 悬灸治疗间隔与疗程　治疗的间隔时间，按局部皮肤颜色和病情变化决定。每天 1 次，每次 10 ～ 15 分钟，一般 10 ～ 15 天为 1 疗程。

（五）注意事项

1. 艾灸火力应先小后大，程度先轻后重，以使病人逐步适应，每穴施灸时间 10 ～ 15 分钟。

2. 一般情况下，施灸顺序自上而下，先头身，后四肢。

3. 注意防止艾灰脱落或艾柱倾倒而烫伤皮肤或烧坏衣被。尤其幼儿患者更应注意认真守护观察，以免发生烫伤。艾条灸毕后，应将剩余的艾条套入广口瓶内，或将燃头浸入水中，以彻底熄灭，防止再燃。

4. 注意观察皮肤情况，对糖尿病，肢体麻木及感觉迟钝的患者，尤其应注意防止烧伤。

5. 如局部有小水疱，无需处理，可自行吸收；水疱较大，消毒局部皮肤后，可用无菌注射器抽吸疱液，用无菌纱布覆盖，保持干燥，防止感染。

6.施灸前，应选择正确的体位，要求受术者的体位舒适能持久，而且能暴露施灸部位；施灸者的体位要求稳定能精确操作。

7.注意晕灸的发生，若发生晕灸后应立即停止艾灸，使患者头低位平卧，注意保暖。轻者一般休息片刻或饮温开水后即可恢复，重者可掐人中穴、内关穴、足三里穴即可恢复，严重时按晕厥处理。

8.灸后不能受风寒，尤其注意颈部、脚部的保暖，灸后要多饮温水。

1.头晕

张某，男，43岁。

主诉　头晕间断发作5年，加重伴恶心呕吐2天。

现病史　患者头晕，如踩棉花感，视物旋转，活动后加重，头胀痛，口干口苦，面红，烦躁易怒，右手麻木感，少寐多梦，大便干结。

查体　舌质红，舌苔薄黄，脉弦。

既往史　高血压病史5年，规律服药。

中医诊断　眩晕（肝阳上亢证）。

西医诊断　头晕原因待查。

治则治法　平肝潜阳。

操作部位　头部及上肢。

操作穴位　百会穴、四神聪穴、风池穴等。

操作步骤

（1）指导受术者取端坐位，用发夹将患者百会穴，四神聪处头发向两边分开固定，使施灸部位充分暴露。

（2）操作手法

①温和灸　将点燃的艾条对准四神聪穴，温和灸10～15分钟，至皮肤出现红晕为度。

②雀啄灸　将点燃艾条悬于百会穴施以雀啄灸，至皮肤出现红晕为度。

③回旋灸　将点燃的艾条悬于风池穴上方约 2cm 处，至皮肤出现红晕为度。

（3）及时将艾灰弹入弯盘，防止灼伤皮肤。

（4）施灸结束后，立即将艾条插入广口瓶，熄灭艾火。

（5）每日 1 次，10 次为 1 疗程。

健康宣教

1. 生活有规律，保证充足的睡眠时间。眩晕发作时，患者应闭目卧床休息，少做或不做旋转、弯腰动作，以免诱发或加重病情，症状减轻后可适当活动。

2. 肝阳上亢者应以平肝潜阳为主，饮食宜清淡、易消化，多食蔬菜和避免寒凉性水果，如白菜、冬瓜、黄瓜、西瓜、梨等。忌暴饮暴食及肥甘厚味，过甜过咸之品，戒烟酒。

3. 恶心呕吐时取侧卧位，及时清除呕吐物，并给予温水漱口。可配合指压或针刺内关穴等穴。

4. 注意保暖，施灸后多饮温水。

5. 施灸时应注意艾火勿烧伤皮肤或衣物，防止艾灸点燃头发，防止烫伤。

效果评价　疗程结束患者头晕症状全部消失，正常生活工作得到恢复，2 个月后随访无复发。

	无效	好转	显效	治愈
第 1 次治疗后	√			
第 3 次治疗后		√		
第 5 次治疗后			√	
第 10 次治疗后				√

2. 腹泻

方某，男，27 岁。

主诉　腹痛伴腹泻 3 天。

现病史　患者大便日行 10 次，呈稀水样，便中有未消化物，无黏液及脓血，伴有腹痛，肠鸣音亢进，恶心欲吐，恶寒不发热，鼻塞流涕，肢体酸痛，食纳减少。

查体　舌质淡，有齿印，苔薄白，脉浮。

既往史　既往体健。

中医诊断 泄泻（脾胃虚弱、外感寒湿证）。

西医诊断 腹泻。

治则治法 补脾养胃、祛湿散寒。

操作部位 腰腹部和下肢。

操作穴位 中脘穴、神阙穴、天枢穴、足三里等。

操作步骤

（1）指导受术者取平卧位，充分暴露施灸部位。

（2）操作手法

①温和灸 用打火机将艾条一端点燃，将点燃的艾条对准中脘穴，温和灸 10～15 分钟，至皮肤出现红晕为度。

②雀啄灸 将点燃艾条悬于距离神阙穴 2～3cm 处，施以雀啄灸 10～15 分钟，至皮肤出现红晕为度。

③回旋灸 将点燃的艾条对准足三里，双侧各施以回旋灸 10～15 分钟，使皮肤有温热感而不至于灼痛，至皮肤出现红晕为度。

（3）及时将艾灰弹入弯盘，防止灼伤皮肤。

（4）施灸结束，立即将艾条插入广口瓶，熄灭艾火。

（5）每日 1 次，10 次为 1 疗程。

健康宣教

1.选择营养丰富、易消化、易吸收、少渣、少油的食物。

2.掌握排便规律，按时排便。

3.腹泻时及时注意补水，补充糖盐水为宜。

4.保持肛周皮肤清洁、干燥，排便后用无刺激的湿巾清洁肛周皮肤，如有淹红及时给予药物，如鞣酸软膏，或者液体敷料（赛肤润）保护皮肤，用软布擦干。如果皮肤破溃，及时就诊。

效果评价 患者疗程结束，腹泻症状完全消失。

	无效	有效	显效	治愈
第 1 次治疗后		√		
第 3 次治疗后			√	
第 5 次治疗后				√

附：悬灸技术操作流程图（图2-3）

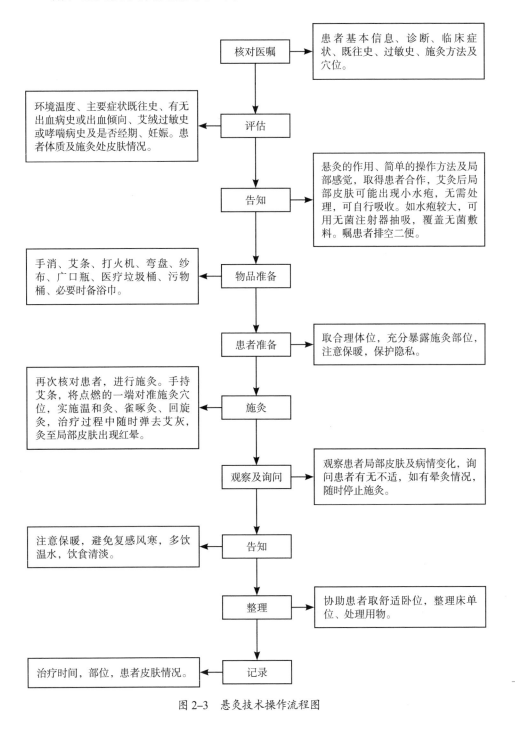

核对医嘱 → 患者基本信息、诊断、临床症状、既往史、过敏史、施灸方法及穴位。

环境温度、主要症状既往史、有无出血病史或出血倾向、艾绒过敏史或哮喘病史及是否经期、妊娠。患者体质及施灸处皮肤情况。 ← 评估

告知 → 悬灸的作用、简单的操作方法及局部感觉，取得患者合作，艾灸后局部皮肤可能出现小水疱，无需处理，可自行吸收。如水疱较大，可用无菌注射器抽吸，覆盖无菌敷料。嘱患者排空二便。

手消、艾条、打火机、弯盘、纱布、广口瓶、医疗垃圾桶、污物桶、必要时备浴巾。 ← 物品准备

患者准备 → 取合理体位，充分暴露施灸部位，注意保暖，保护隐私。

再次核对患者，进行施灸。手持艾条，将点燃的一端对准施灸穴位，实施温和灸、雀啄灸、回旋灸，治疗过程中随时弹去艾灰，灸至局部皮肤出现红晕。 ← 施灸

观察及询问 → 观察患者局部皮肤及病情变化，询问患者有无不适，如有晕灸情况，随时停止施灸。

注意保暖，避免复感风寒，多饮温水，饮食清淡。 ← 告知

整理 → 协助患者取舒适卧位，整理床单位、处理用物。

治疗时间，部位，患者皮肤情况。 ← 记录

图2-3 悬灸技术操作流程图

二、隔物灸技术

隔物灸也称间接灸、间隔灸，是利用药物等材料将艾炷和穴位间隔开，借间隔灸的药力和艾炷的特性发挥协同作用，达到治疗虚寒性疾病的一种操作方法，属于艾灸技术范畴。包括隔姜灸、隔蒜灸、隔盐灸、隔附子饼灸等。

（一）灸材种类与特点

1. 艾绒　艾叶经加工制成的淡黄色细软绒状物。

2. 艾炷　用手工或器具将艾绒制作成小圆锥形，称作艾炷。每燃1个艾炷，称灸"1壮"。

3. 间隔物　根据病情制作不同的间隔物，如姜片、蒜片、食盐及药饼等，并在其上用针点刺小孔若干。

（二）技术原理

隔物灸作为间接灸的一种。通过穴位特异性、间隔物的透皮性、艾灸的热辐射性作用于机体发挥效应为隔物灸的优势所在。

1. 间隔物的特点与作用

（1）姜　具有驱寒温阳、温通气血等作用。

（2）蒜　具有杀菌解毒之功，大蒜辛温，具有解毒杀虫、拔毒止痛、消肿散结的作用。

（3）盐　性味咸寒，具有涌吐清热、凉血解毒的作用。

（4）附子　具有祛风燥湿、散寒止痛的作用。

2. 适用范围　隔物灸适用范围广，多用于内、外、妇、儿、五官等各科疾病以及寒、热、虚、实的各种证候中。

3. 隔物灸的特点　隔物灸技术无痛无创，操作简便、使用方便、相对安全，便于推广。

（三）适应证与禁忌证

1. 适应证

（1）内科疾病 包括感冒、咳嗽、哮喘、高血压、失眠、头痛、眩晕、慢性胃炎、泄泻、糖尿病、呃逆等。

（2）外科疾病 包括颈椎病、肩周炎、慢性腰痛、风湿、风湿性关节炎等。

（3）妇科疾病 包括乳腺增生、月经不调、痛经、带下、不孕症等。

（4）儿科疾病 脑积水、流行性腮腺炎、婴幼儿腹泻、小儿厌食症、小儿遗尿症等。

（5）皮肤、五官科疾病 包括痤疮、湿疹、牛皮癣、视力下降、耳鸣、耳聋、过敏性鼻炎、咽炎、牙痛等。

（6）男科疾病 阳痿早泄、不育症等。

（7）其他 疾病可根据辨证、辨病、经验取穴等，采用相应灸法治疗。

2. 禁忌证

（1）颜面、心前区、大血管部和关节、肌腱处不可用瘢痕灸；乳头、外生殖器官不宜直接灸。

（2）中暑、高血压危象、肺结核晚期、大量咯血等不宜使用艾灸疗法。

（3）妊娠期妇女腰骶部和胸腹部不宜用瘢痕灸。

（四）操作步骤与要求

1. 施术前准备

（1）用物准备 手消毒液、艾炷、间隔物（姜、蒜、盐、附子饼）、小勺、纱布、打火机、（广口瓶）镊子、线香、弯盘、（必要时准备）浴巾、屏风。备注：将厚 0.2～0.3cm 的姜片、蒜片用针点刺小孔若干（图 2-4）。

（2）操作部位选取与准备 应根据病症选取适当的治疗部位。以肌肉丰厚处为宜，常用于腰部、背部、腹部、腿部等。

（3）受术者体位准备 根据实际情况，使受术者处于取穴方便、舒适持久、放松的体位，或施术者便于操作的治疗体位。暴露体位时注意防止冷风直接吹拂。

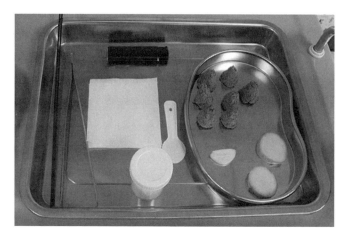

图 2-4　隔物灸用物准备

（4）操作环境准备　环境清洁卫生，避免污染，环境温湿度应适宜。

2. 施灸方法

（1）隔姜灸　用鲜姜切成直径 2 ～ 3cm、厚 0.2 ～ 0.3cm 的姜片，在其上用针点刺小孔若干，然后置于应施灸的腧穴部位或患处，再将艾炷放在姜片上，从顶端点燃艾炷，当艾炷燃尽，更换另一个艾炷，一般灸 5 ～ 10 壮（图2-5）。

（2）隔蒜灸　用鲜大蒜头，切成厚 0.2 ～ 0.3cm 的蒜片，在其上用针点刺小孔若干，然后置于应施灸腧穴部位或患处，用将艾炷放置在蒜片上，从顶端点燃艾炷，当艾炷燃尽时更换另一个艾炷，一般灸 5 ～ 7 壮（图 2-6）。

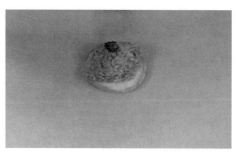
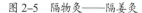
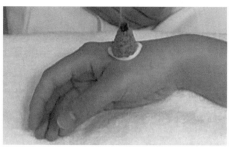

图 2-5　隔物灸——隔姜灸　　　　　图 2-6　隔物灸——隔蒜灸

（3）隔盐灸　用于神阙穴灸，用纯净干燥的食盐填平于脐部，上放艾炷施灸，从顶端点燃艾炷，当艾炷燃尽时更换另一个艾炷，一般灸 3～9 壮（图2-7）。

（4）隔附子饼灸　将附子研成粉末，用酒调和做成直径2～3cm、厚0.5～0.8cm的薄饼，中间以针刺数孔，然后置于应施灸的腧穴部位或患处，再将艾炷放在附子饼上点燃施灸。当艾炷燃尽，易炷再灸，直至灸完应灸的壮数（图2-8）。

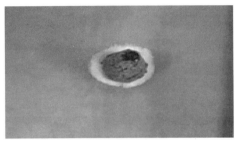
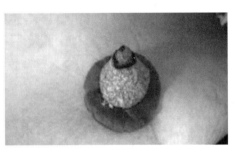

图2-7　隔物灸——隔盐灸　　　　图2-8　隔物灸——隔附子饼灸

3. 隔物灸作用

（1）隔姜灸　多用于因寒凉而导致的呕吐、腹痛、腹泻、肢体麻木酸痛、萎软无力等症状及风寒痹痛等。

（2）隔蒜灸　多用于缓解急性化脓性疾病所致肌肤浅表部位的红、肿、热、痛，如疖痈等症状。治疗瘰疬、肺结核及初起的肿疡等。

（3）隔盐灸　多用于缓解急性虚寒性腹痛，腰酸，吐泻，小便不利等症状。治疗伤寒阴证或吐泻并作、中风脱证等。

4. 施术后处理

（1）隔物灸的正常反应　施灸后，局部皮肤出现微红灼热、红晕，属正常现象，无需处理。

（2）隔物灸后处理　施灸结束后用纱布清洁局部皮肤，应立即将艾炷放入广口瓶，熄灭艾火。此外，施灸时应注意艾火勿烧伤皮肤或衣物。用过的艾炷将燃头浸入水中，以彻底熄灭，防止再燃。如因施灸过量，时间过长，局部出现小水疱，只要注意不擦破，可任其自然吸收。如水疱较大，可用消毒的毫针刺破水疱，放出水液，或用注射针抽出水液，再涂以烫伤油等，并以无菌纱布覆盖。

5. 治疗间隔与疗程　每次施灸时间10～40分钟，依病症辨证确定，5～15次为1疗程。

（五）注意事项

1. 凡实证、热证、阴虚发热以及面部、大血管处、孕妇胸腹部和腰骶部，皮肤感染，有出血倾向者均不宜施灸。

2. 一般情况下，施灸顺序自上而下，先头身，后四肢。

3. 艾绒团必须捻紧，防止艾灰脱落烫伤皮肤或烧坏衣物。

4. 注意皮肤情况，施灸后局部皮肤出现微红灼热，属于正常现象。对糖尿病、肢体感觉障碍的患者，需谨慎控制施灸强度，防止烧伤。

5. 施灸后，局部出现小水疱，无需处理，可自行吸收。如水疱较大，可用无菌注射器抽出疱内液体，并以无菌纱布覆盖，保持干燥，防止感染。

6. 熄灭后的艾炷，应装入小口瓶内，以防复燃，发生火灾。

举验例案

1. 尿失禁

于某，男，70岁。

主诉　行走不稳伴小便异常6个月。

现病史　行走不稳，醉酒步态，易向右侧偏斜，左手可见姿势性震颤，全身僵硬。现尿频尿急，尿失禁，食纳可，睡眠差，多梦。

查体　舌质淡，苔薄白，脉细弱。

既往史　既往体健。

中医诊断　风痹病（肝肾亏虚、气阴两虚证）。

西医诊断　尿失禁，神经系统疾病待查。

治则治法　补益肝肾。

操作部位　腰腹部。

操作穴位　关元穴、气海穴、肾俞穴等。

操作步骤

（1）指导受术者仰卧位，将隔物灸部位充分暴露。

（2）隔姜灸　用鲜姜片分别置于应施灸的关元穴、气海穴、肾俞穴部位，再将艾炷放在姜片上，从顶端点燃艾炷，当艾炷燃尽，接续一个艾炷，一般灸5～10壮。

（3）每日1次，15次为1疗程。

健康宣教

（1）指导患者进行收缩和放松盆底肌肉的锻炼，以增强控制排尿的能力。方法为，病人取坐位、立位或卧位，试做排尿（排便）动作，先慢慢收紧盆底肌肉，再缓缓放松，每次10秒左右，连续10遍，每日5～10次，以病人不感到疲乏为宜。

（2）指导患者练习八段锦第六节"两手攀足固肾腰"。常练此式不仅能补肾强腰膝，还有利于防治小便不利、尿失禁、尿频等症状。方法为，自然站立，两臂自体侧上举至头顶，掌心相对，头后仰；两掌心下按于胸前，指尖相对；两掌虎口后叉腋下，沿脊柱两旁向下推移至小腿背侧，尽量下至脚跟，同时俯身；两臂伸直向前，带动上身立起，两臂回至体侧。

（3）饮食护理　嘱咐患者每日饮水，尽量控制在1500～2500ml之间，除此之外，饮水的时间应该尽量控制在白天。同时患者需要食用清淡易消化的食物，比如新鲜的蔬果，避免进食刺激性以及过于油腻的食物。

效果评价

治疗时间	效果评价
治疗前	尿失禁
第1次治疗后	效果不明显
第3次治疗后	效果不明显
第10次治疗后	效果较好，有改善
第15次治疗后	效果明显，患者主诉可憋尿

2. 呃逆

马某，男，50岁。

主诉　言语不利伴呃逆4天。

现病史　言语不利，左侧肢体不利，左侧鼻唇沟变浅。现呃逆频作，吞咽困难，饮水呛咳，咳嗽，不能自主进食，睡眠可，二便调。

查体 舌质红、苔薄黄、脉弦滑。

既往史 既往体健。

中医诊断 中风病（风痰瘀阻脉络证）。

西医诊断 急性脑梗死。

治则治法 化痰祛瘀，活血通络。

操作部位 上腹部及背部。

操作穴位 胃俞穴、膈俞穴、上脘穴等。

操作步骤

（1）指导受术者取仰卧位，将隔物灸部位充分暴露。

（2）隔姜灸 用姜置于应施灸的胃俞穴、膈俞穴、上脘穴等，再将艾炷放在姜片上，从顶端点燃艾炷，当艾炷燃尽，更换另一个艾柱，一般灸5～10壮。

（3）每日1次，5次为1疗程。

健康宣教

（1）进食时发生呃逆可以暂停进食，进行几次深呼吸。

（2）喝水弯腰法 将身体弯腰至90°时，大口喝下几口温水，因胃部离膈肌较近，可从内部温暖膈肌，在弯腰时，内脏还会对膈肌起到按摩作用，缓解膈肌痉挛，瞬间达到止嗝目的。

（3）应保持精神舒畅，避免过喜、暴怒等精神刺激。饮食宜清淡，忌食生冷、辛辣，避免饥饱失常。发作时应进食易消化的半流食。

效果评价

治疗时间	护理效果
治疗前	呃逆频作
第1次治疗后	效果较好，呃逆间隔时间延长
第3次治疗后	效果明显
第5次治疗后	呃逆缓解

附：隔物灸技术操作流程图（图 2-9）

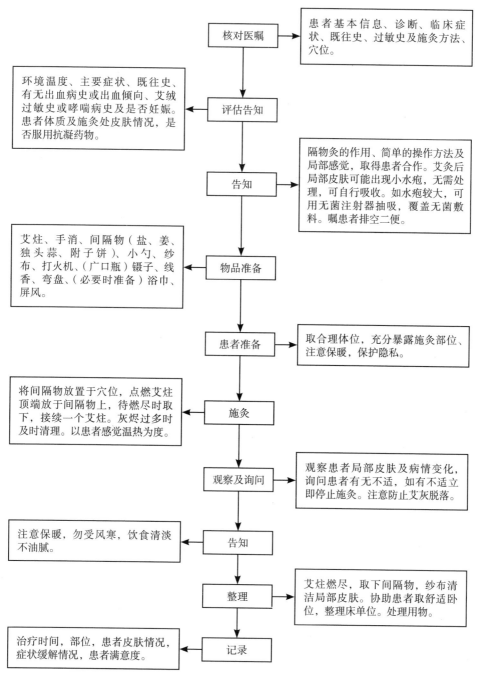

核对医嘱 → 患者基本信息、诊断、临床症状、既往史、过敏史及施灸方法、穴位。

环境温度、主要症状、既往史、有无出血病史或出血倾向、艾绒过敏史或哮喘病史及是否妊娠。患者体质及施灸处皮肤情况，是否服用抗凝药物。 ← 评估告知

告知 → 隔物灸的作用、简单的操作方法及局部感觉，取得患者合作。艾灸后局部皮肤可能出现小水疱，无需处理，可自行吸收。如水疱较大，可用无菌注射器抽吸，覆盖无菌敷料。嘱患者排空二便。

艾炷、手消、间隔物（盐、姜、独头蒜、附子饼）、小勺、纱布、打火机、（广口瓶）镊子、线香、弯盘、（必要时准备）浴巾、屏风。 ← 物品准备

患者准备 → 取合理体位，充分暴露施灸部位、注意保暖，保护隐私。

将间隔物放置于穴位，点燃艾炷顶端放于间隔物上，待燃尽时取下，接续一个艾炷。灰烬过多时及时清理。以患者感觉温热为度。 ← 施灸

观察及询问 → 观察患者局部皮肤及病情变化，询问患者有无不适，如有不适立即停止施灸。注意防止艾灰脱落。

注意保暖，勿受风寒，饮食清淡不油腻。 ← 告知

整理 → 艾炷燃尽，取下间隔物，纱布清洁局部皮肤。协助患者取舒适卧位，整理床单位。处理用物。

治疗时间，部位，患者皮肤情况，症状缓解情况，患者满意度。 ← 记录

图 2-9 隔物灸技术操作流程图

三、雷火灸技术

雷火灸是以经络学说为原理，现代医学为依据，由多种中药配制结合灸具使用的一种灸法。主要是利用药物燃烧时的辐射能量（红外线和近红外线），通过悬灸的方法对人体面（病灶周围）、位（病灶位）、穴，形成高浓药区，刺激相关穴位，能充分发挥出药力峻、火力猛（温度达240℃）、灸疗面广、渗透力强的特点，有较强的温通经络、祛风散寒、活血化瘀、散瘿散瘤、扶正祛邪等功效。雷火灸常用于失眠、青少年近视眼、干眼症、过敏性鼻炎、咽炎、盆腔炎、痛经、各种痛症、皮肤病、肥胖症等的治疗。

（一）灸材种类与特点

雷火灸由植物炷和灸具构成，植物炷是将艾叶、麝香、乳香、没药、柏树茎等做成直径约3cm的药柱，灸具由木材或纸制品加工形成，它的作用是在操作过程中便于药柱的拿握或放置。

（二）技术原理

1.雷火灸以强大的火热力和红外效应，作用于施灸部位，达到循经感传、通导经络和调节微循环的作用。

2.雷火灸后，会引起局部皮肤微红，使机体代谢加快，气血活动旺盛，经络通畅。

（三）适应证与禁忌证

1.适应证

（1）内科疾病　感冒、咳嗽、气管、支气管哮喘、呕吐、呃逆、胃痛、呕吐等。

（2）五官科疾病　假性近视、干眼症、急慢性角膜炎、急慢性咽喉炎、急慢性鼻炎、过敏性鼻炎、耳鸣、耳聋等。

（3）妇科疾病　痛经、输卵管炎、输卵管堵塞、盆腔炎、卵巢囊肿、月经不调、不孕症等。

（4）外科疾病　肩周炎、腰痛伴下肢疼痛等。

（5）儿科疾病　小儿腹泻、小儿呕吐等。

2. 禁忌证

（1）极度疲劳、情绪不安、大汗淋漓者不宜施灸。

（2）急性及危重症病人、传染病、高热、昏迷、极度衰竭不宜施灸。

（3）急性扭伤24小时内局部肿胀明显者，及其他外伤有皮肤破损或红肿者不宜施灸。

（4）皮肤高度过敏者不宜施灸。

（5）眼外伤、青光眼、眼底出血、发热、脑血管病急性期、高血压危象及早孕等患者禁用。

（四）操作步骤与要求

1. 施术前准备

（1）用物准备　雷火灸药炷、灸盒、大头针、治疗碗（盛放雷火灸灰烬）、治疗盘、打火机、酒精灯、纱布（图2-10）。

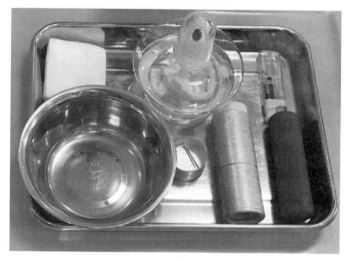

图2-10　雷火灸用物准备

（2）操作部位选取与准备　应根据病症选取适当的治疗部位。

（3）受术者体位准备　坐位、仰卧位或根据实际情况，选择受术者舒适，施术者便于操作的治疗体位。

（4）操作环境准备　环境清洁卫生，保持空气流通，具有排风设备。

（5）器具消毒准备　雷火灸专人专用。未用完的药炷，灭火后可将其密闭保存于灸盒内备用，10～15分钟后检查灭火情况，以防发生火灾。

2. 施术方法

（1）雀啄灸　施灸方法同悬灸中雀啄灸的方法。

（2）小回旋灸　点燃雷火灸，对准施灸的部位或穴位，距离皮肤1～5cm，做固定的圆弧形旋转，旋转直径1～3cm。

（3）螺旋灸法　点燃雷火灸，对准施灸部位的中心点，距离皮肤2～3cm，做顺时针方向、螺旋式旋转，旋转直径1～5cm。

（4）横行灸法　点燃雷火灸，悬至病灶部位之上，距离皮肤1～5cm，灸时左右摆动，摆幅为5～6cm。

（5）纵行灸　点燃雷火灸，悬至病灶部位之上，距离皮肤1～5cm，沿人体纵轴上下移动。

（6）斜行灸　点燃雷火灸，悬至病灶部位之上，距离皮肤1～5cm，斜行移动，此方法常用于治疗鼻炎等病症（图2-11）。

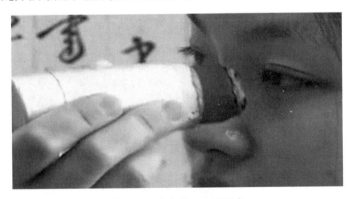

图2-11　雷火灸——斜行灸

3. 施术后处理

（1）雷火灸后的正常反应　施灸后局部皮肤出现微红灼热属正常现象。

（2）雷火灸后处理　雷火灸后出现小水疱，无需处理，可自行吸收；如水疱较大疼痛剧烈时，立即用95%的酒精湿敷，待疼痛减轻，用无菌注射器抽去疱内液体，外涂烫伤膏，并覆盖消毒纱布保持干燥，防止感染；如皮肤不慎破损，可用重组牛碱性成纤维细胞生长因子外用凝胶外涂以促进创面修复。

4.雷火灸间隔与疗程 每日灸疗1次，每10天为1疗程，一般灸3～5个疗程，每疗程间歇1天。

（五）注意事项

1.工作间保持空气流通，能及时排走烟雾，室温适宜。对初次接受治疗的患者，告知患者施灸过程中局部皮肤如有烧灼、热烫感觉时，立即告之施灸者采取措施，避免造成烫伤。雷火灸药柱点燃后可闻到较淡的中药燃烧气味，如患者对此气味无法忍受，应停止治疗。

2.对头面部、颈部穴位施灸时多采取坐位，采用与皮肤保持一定距离的棒式悬灸。施灸前准备好治疗碗，随时刮取艾灰，并注意用毛巾遮挡好患者的衣服，以免艾火脱落烧损皮肤或衣物。施灸时，操作者拇指和食指分别置于施灸部位的两侧，以及时感知患者局部受热情况，或在施灸过程询问患者对温度的感受，随时调整距离，防止烫伤。

3.施灸前或施灸过程中，患者宜喝温开水，忌喝冷水；施灸后宜用温水洗手，2小时后方可用温水洗施灸部位或洗澡。

4.施灸的顺序，如有上、下、前、后配穴，应先上后下，按先头顶、胸背部，后腹部、四肢的顺序依次进行。

5.施灸过程中，如患者出现头晕、眼花、恶心、面色苍白、心慌、汗出等症状，为晕灸，要立即停灸，给予平卧休息，行足三里穴温和灸10分钟左右即可缓解。

6.施灸疗程中，如患者出现口渴、发热、皮肤瘙痒或起红疹、尿黄、牙痛等症状可多饮水，也可加灸涌泉穴引火下行，必要时隔天灸或停灸，症状很快会消失。

7.一般一根雷火灸药柱可使用3次，对未用完的药柱，灭火后可将其密闭保存于灸盒内备用，10～15分钟后检查灭火情况，以防火患。

8.治疗后，2小时内勿擦洗灸疗部位，否则影响疗效。

1. 眼干燥症

王某，男，45 岁。

主诉 双眼频繁眨眼，干涩，不耐久视 5 天。

现病史 患者平素工作用电脑时间较长，作息不规律。5 天前双眼频繁眨眼，干涩，不耐久视。现双眼干涩，情志不舒，食纳可，二便调，夜寐安。

查体 舌质淡，少苔，脉细。

既往史 既往体健。

中医诊断 白涩症（气阴两虚证）。

西医诊断 眼干燥症。

治则治法 益气养阴，疏通经络。

操作部位 头面。

操作穴位 翳风穴、印堂穴、四白穴、承泣穴、睛明穴、眼穴等。

特殊灸法：无。

操作步骤

（1）用横行灸法灸前额部及双眼部 用横行灸法灸前额及眼部，灸至皮肤发红、发热为度。

（2）用小回旋法灸双眼 用小回旋灸法顺时针旋转灸印堂穴、四白穴、承泣穴等，速度适中，眼球不动，每回旋 10 次为 1 壮，每壮之间嘱受术者闭眼，术者用手按压双眼 1 次，灸 10 壮。

（3）用雀啄法灸睛明 每雀啄 10 次为 1 壮，每壮之间用食指揉压 1 次，灸 8 壮。

（4）用横行灸法灸双眼 每横行来回移动 10 次为 1 壮，每壮之间用手按压眼部，灸 8 壮。

（5）用螺旋灸法灸双耳 灸至双耳发红、发热为度。

（6）用雀啄法依次点灸外耳道口、眼（耳穴）、翳风 每雀啄灸 10 次为 1 壮，每壮之间用手压 1 次，各灸 8 壮。

（7）用雀啄法点灸合谷 雀啄灸 10 次为 1 壮，每壮之间用手按压 1 次穴位，各灸 8 壮。

（8）每日 1 次，10 次为 1 疗程。

健康宣教

（1）避免熬夜、视觉疲劳，保持规律作息。

（2）少食辛辣刺激食物，以免化热伤阴。

（3）外出时可戴墨镜，防止紫外线、风沙烟尘刺激。

效果评价

治疗时间	泪膜破裂时间	Schirmer 试验
治疗前	5 秒	4mm/5min
第 1 次治疗后	7 秒	6mm/5min
第 2 次治疗后	8 秒	8mm/5min
第 3 次治疗后	10 秒	11mm/5min

2.假性近视

张某，女，14 岁。

主诉 近 1 个月右眼看远处模糊，看近处清楚，视疲劳，偶有畏寒、心悸。

现病史 患者平素用眼习惯不良，看书、写字距离太近，坐位姿势不正，现面临中考，学业繁重。现患者视远不清，心悸，食纳可，二便调，夜寐安。

查体 舌质淡红，苔薄白，脉细。

既往史 既往体健。

中医诊断 屈光不正（心气不足证）。

西医诊断 右眼假性近视。

治则治法 补心益气，舒筋活血。

操作部位 头面部及手。

操作穴位 睛明穴、鱼腰穴、瞳子髎穴、四白穴、合谷穴、眼穴等。

特殊灸法：无。

操作步骤

（1）用横行灸法灸右眼 右眼闭合，在右眼部来回平行摆动，每来回摆动 10 次为 1 壮，每灸 1 壮用手按压眼部 1 次。灸至皮肤发红、结膜充血为度。

（2）用雀啄法灸睛明穴、鱼腰穴、瞳子髎穴、四白穴　每雀啄灸8次为1壮，每灸1壮用手按压穴位1次，每穴灸4～6壮。

（3）用横行灸法灸右眼、额部　右眼张开，平视前方，将点燃的雷火灸距离皮肤2～3cm，在右眼部来回平行移动，每来回移动10次为1壮，每壮之间嘱受术者闭眼，术者用手按压右眼1次，共灸8壮。距离额部皮肤2～3cm来回平行移动，每来回移动10次为1壮，灸10壮。

（4）用螺旋灸法灸耳廓正面、背面　将点燃的雷火灸距离皮肤2～3cm，每旋转8次为1壮，每壮之间用手按压一下，灸至耳廓正面、背面发红为度。

（5）用雀啄法灸外耳道口　将点燃的雷火灸距离外耳道口2cm，雀啄灸8次为1壮，左右各灸3壮。

（6）重复操作步骤1。

（7）雀啄法灸合谷　将点燃的雷火灸距离皮肤2cm，雀啄8次为1壮，灸4壮。

（8）每日1次，10次为1疗程。

健康宣教

（1）养成良好的用眼习惯，阅读和书写时保持端正的姿势，眼睛与书本应保持30cm左右的距离。

（2）定期检查视力。

（3）加强体育锻炼，多做户外活动，注意均衡营养，增强体质。

效果评价

治疗时间	右眼视力	右眼验光度数	右眼眼轴长度
治疗前	0.8+2	−100°	23.5mm
第1次治疗后	0.8−2	−90°	23mm
第2次治疗后	0.8−1	−70°	23mm
第3次治疗后	1.0−3	−50°	22mm

附：雷火灸技术操作流程图（图2-12）

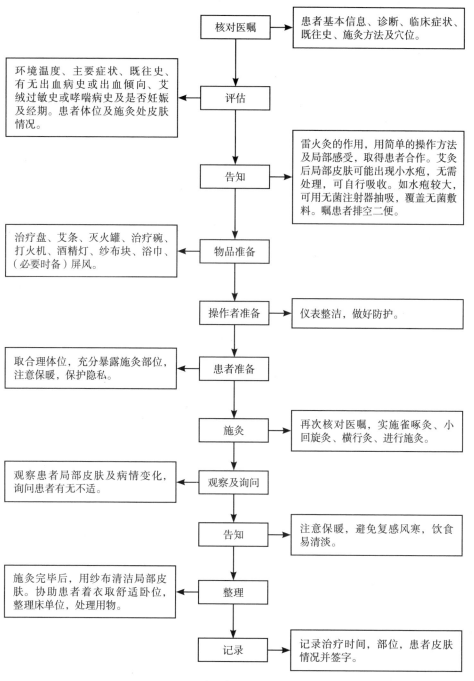

核对医嘱 → 患者基本信息、诊断、临床症状、既往史、施灸方法及穴位。

环境温度、主要症状、既往史、有无出血病史或出血倾向、艾绒过敏史或哮喘病史及是否妊娠及经期。患者体位及施灸处皮肤情况。 → 评估

告知 → 雷火灸的作用，用简单的操作方法及局部感受，取得患者合作。艾灸后局部皮肤可能出现小水疱，无需处理，可自行吸收。如水疱较大，可用无菌注射器抽吸，覆盖无菌敷料。嘱患者排空二便。

治疗盘、艾条、灭火罐、治疗碗、打火机、酒精灯、纱布块、浴巾、（必要时备）屏风。 → 物品准备

操作者准备 → 仪表整洁，做好防护。

取合理体位，充分暴露施灸部位，注意保暖，保护隐私。 → 患者准备

施灸 → 再次核对医嘱，实施雀啄灸、小回旋灸、横行灸、进行施灸。

观察患者局部皮肤及病情变化，询问患者有无不适。 → 观察及询问

告知 → 注意保暖，避免复感风寒，饮食易清淡。

施灸完毕后，用纱布清洁局部皮肤。协助患者着衣取舒适卧位，整理床单位，处理用物。 → 整理

记录 → 记录治疗时间，部位，患者皮肤情况并签字。

图2-12 雷火灸技术操作流程图

四、督灸技术

督灸是在督脉上进行铺灸的疗法，又称长蛇灸、铺灸。施灸部位主要以督脉为中心，辐射夹脊穴，膀胱经第一侧线，起于大椎穴而止于长强穴。在督脉铺生姜泥、药粉在背部督脉穴位上，然后再置艾柱点燃施灸，此法可以在督脉局部叠加热力，起到温通作用，可以改善整体寒性体质，加强免疫力。

（一）灸材种类与特点

1. 艾绒 艾叶经加工制成的淡黄色细软绒状物。

2. 督粉 根据辨证选取不同中草药，研磨制药粉。

3. 姜 具有驱寒温阳、温通气血等作用。

（二）技术原理

督灸是在督脉的脊柱上自大椎穴至长强穴处隔药进行隔物铺灸治疗，是联合艾灸、经络、腧穴三者之间的协同作用，达到散寒除湿、温肾壮阳、温经通络、行气破瘀、拔毒散结、通督止痛之效的一种中医外治法。艾灸可抑制破骨细胞分化因子、骨桥蛋白等致痛因子的释放，增加儿茶酚胺、肾上腺素等镇痛物质的释放，从而证实了督灸治疗能够参与调节炎性反应以及改善疼痛症状的作用。

（三）适应证与禁忌证

1. 适应证 适用于缓解因风寒湿邪所致的颈肩腿等关节疼痛及软组织扭挫伤所致的疼痛。如强直性脊柱炎、颈椎病、类风湿关节炎、腰椎间盘突出、骨性关节炎、痛经、慢性支气管炎、慢性腹泻等及阳虚体质的亚健康人群。

2. 禁忌证

（1）实热证、阴虚发热、邪热内炽者禁灸和慎用。

（2）中暑、高血压危象、肺结核晚期、大量咯血者禁灸。

（3）一般空腹、过饱、过饥、醉酒、大渴、大惊、大恐、大怒、极度疲劳、对灸法恐惧者，应慎灸。

（4）装有心脏起搏器者禁用本疗法。

（5）儿童及严重内科疾病者禁用本疗法。

（6）对疗法所用药物、介质过敏者，以及局部皮肤破损者禁用本疗法。

（7）阴虚火旺、大汗淋漓、极度衰弱、大病初愈者禁用本疗法。

（四）操作步骤与要求

1. 施术前准备　艾绒及姜泥的制备选用精细柔软纯净的艾绒100g。将1500g左右新鲜生姜去皮并制备成姜泥，挤出多余水分，保持姜泥柔软潮湿即可。

（1）用物准备　治疗盘、温度计、中药粉（按病人体质配制）、打火机、纱布、压舌板、除灰器具、浴巾、毛巾、手消毒液、污物桶（图2-13）。

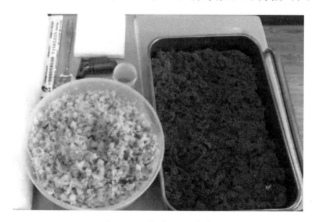

图 2-13　督灸用物准备

（2）操作部位选取与准备　选取督脉的大椎穴至长强穴为施灸部位。

（3）受术者体位准备　治疗时受术者取俯卧位，全身放松，暴露治疗部位。

（4）操作环境准备　保持环境安静，清洁卫生，温湿度适宜，具备排风设备。

2. 施灸方法

（1）体位　受术者取俯卧位，使全身放松，暴露治疗部位。

（2）取穴　选取督脉的大椎穴至长强穴为施灸部位。

（3）撒督灸粉　在督脉的治疗部位自上而下薄薄撒一层督灸粉（用量约2g），之后在其上覆盖桑皮纸或纱布。

（4）铺姜末　将姜末平铺于桑皮纸或纱布上（与桑皮纸边缘留出3cm左右距离），要求上下均匀，成梯形，上窄下宽，下面宽度约8cm，上面宽度5～6cm，高度3～5cm。

（5）在姜末上依次放置梭形艾柱。

（6）同时点燃艾绒头、身、尾，待完全燃尽为1壮，继续同前添加艾柱点燃，如上灸取3壮，灸完3壮后取下艾灰（图2-14）。

（7）清洁灸处　将桑皮纸或纱布连姜泥和燃尽的艾灰一同卷起，然后用无菌纱布轻轻擦干净灸后皮肤。

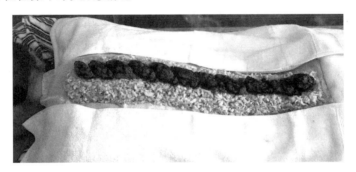

图2-14　督灸——施灸方法

3. 施术后处理　灸后皮肤出现红晕为正常现象。若艾火热力过强，施灸过重，皮肤易发生水疱。小水疱无需处理，如果水疱较大，以酒精棉球自上而下常规消毒3遍，用一次性无菌针头沿水疱下缘平刺，疱液自然流出，再给予消毒，干棉球按压干净即可。

4. 督灸治疗间隔与疗程　治疗的间隔时间，按病情变化决定。急性病痊愈为止，一般慢性病以7～10次为1疗程。两次治疗之间应间隔7天左右。

（五）注意事项

1. 受术者在精神紧张、大汗后、劳累后或饥饿时不宜进行该疗法治疗。

2. 采取能够持久且舒适的体位，注意保暖。

3. 治疗室内应有排烟设备，及时排烟。

4. 注意皮肤情况，对糖尿病、肢体感觉障碍的患者，需谨慎控制施灸强度，防止烧伤。

5. 治疗期间要密切观察受术者，防止温度过高或因受术者活动导致灸具脱落发生烧、烫伤。

6. 注意晕灸的发生，如发生晕灸现象应及时处理。应立即停止施灸，让受术者平卧于空气流通处，松开领口，给予温白糖水（糖尿病者慎用）或温开水，闭目休息即可。对于猝倒神昏者，可以针刺水沟穴、十宣穴、百会穴、合谷穴、内关穴、太冲穴、涌泉穴等穴位以急救，必要时及时送医院急救。

7. 治疗结束后饮用一杯温水，24 小时内不宜进食生冷食物，洗冷水澡，避免受风寒。

8. 治疗结束后，嘱受术者休息后缓慢坐起，继续休息 5 ~ 10 分钟后方可离开诊室，避免体位性眩晕。

9. 施灸后，局部出现小水疱，无需处理，自行吸收。如水疱较大，用无菌注射器抽出疱液，以无菌纱布覆盖。

溃疡性结肠炎

赵某，男，47 岁。

主诉 黏液脓血便 40 天。

现病史 患者 40 天前饮酒后出现黏液脓血便，不成型，色鲜红，脓多血少，5 次 / 日，轻度腹痛，腹胀明显，伴里急后重，无发热，肠镜示：溃疡性结肠炎。现黏液脓血便，色鲜红，脓多血少，4 ~ 5 次 / 日，无腹痛，轻度腹胀，无发热，乏力，食纳少，眠差，小便调。

查体 腹软，皮温凉，喜揉喜按，无压痛及反跳痛，舌质淡红，苔黄腻，脉滑。

既往史 乙肝小三阳病史 10 年。

中医诊断 肠澼（湿热蕴肠、气滞血瘀、脾肾亏虚）。

西医诊断 溃疡性结肠炎，乙型病毒性肝炎病原携带者。

治则治法 清热祛湿、益肾健脾、活血化瘀。

操作步骤

（1）协助受术者舒适体位，暴露施灸部位，注意保护隐私及保暖。

（2）在施灸部位（大椎穴至长强穴）均匀铺撒中药粉。

（3）药粉上铺垫纱布。

（4）纱布上铺加热温度为 37 ～ 38℃的姜末，姜末干湿度适宜。

（5）姜末铺成梯形，上窄下宽，下面宽度 7 ～ 8cm，上面宽度 5 ～ 6cm，高度 3 ～ 5cm。

（6）在姜末的上面置梭形艾柱，点燃艾柱的头、身、尾 3 点，任其自燃自灭，再加第 2 壮，一般燃 3 壮。

（7）艾灸结束后移去姜末，用湿热毛巾轻轻擦拭干净。

（8）1 周 1 次，8 次为 1 疗程，为期 2 个月。

健康宣教

（1）饮食以柔软，少渣，易消化为主，病情严重时应食用流食或半流食，禁食奶制品、蛋类、螃蟹等高蛋白食物及生冷油腻食物。

（2）给予情志护理，缓解紧张心理，鼓励患者多看书，听音乐等。

（3）可按摩中脘穴、天枢穴、神阙穴、足三里等穴位，以健脾益胃。

（4）施灸后如出现轻微咽喉干燥、大便秘结等现象，无需特殊处理。

（5）灸后注意保暖，饮用一杯温水，饮食宜清淡，不宜进食生冷食物，24 小时内不宜洗冷水澡。

（6）冬季应避免受风寒，夏季避免风扇、空调直吹。

效果评价

治疗时间	护理效果
治疗前	黏液脓血便，色鲜红，脓多血少，4 ～ 5 次 / 日，伴里急后重，腹部皮温凉，轻度腹胀，乏力，纳少眠差
第 1 次治疗后	黏液脓血便，色鲜红，脓多血少，3 ～ 4 次 / 日，伴里急后重，腹部皮温凉，轻度腹胀，乏力，纳少眠差
第 3 次治疗后	血便，色淡红，无脓，3 ～ 4 次 / 日，无里急后重，腹部皮温凉，伴轻度腹胀，乏力，纳少眠差
第 5 次治疗后	血便，色淡红，3 次 / 日，腹部皮温正常，纳好眠佳
第 8 次治疗后	棕色软便，1 ～ 2 次 / 日，腹部皮温正常，纳好眠佳

附：督灸技术操作流程图（图 2-15）

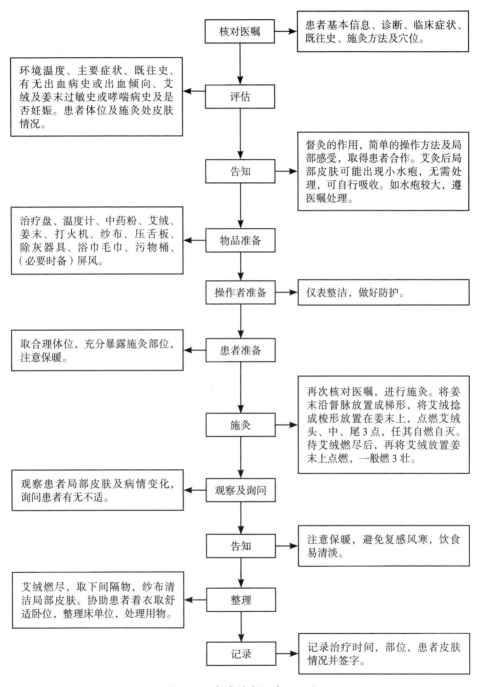

核对医嘱 → 患者基本信息、诊断、临床症状、既往史、施灸方法及穴位。

环境温度、主要症状、既往史、有无出血病史或出血倾向、艾绒及姜末过敏史或哮喘病史及是否妊娠。患者体位及施灸处皮肤情况。 ← 评估

告知 → 督灸的作用，简单的操作方法及局部感受，取得患者合作。艾灸后局部皮肤可能出现小水疱，无需处理，可自行吸收。如水疱较大，遵医嘱处理。

治疗盘、温度计、中药粉、艾绒、姜末、打火机、纱布、压舌板、除灰器具、浴巾毛巾、污物桶、（必要时备）屏风。 ← 物品准备

操作者准备 → 仪表整洁，做好防护。

取合理体位，充分暴露施灸部位，注意保暖。 ← 患者准备

施灸 → 再次核对医嘱，进行施灸。将姜末沿督脉放置成梯形，将艾绒捻成梭形放置在姜末上，点燃艾绒头、中、尾 3 点，任其自燃自灭。待艾绒燃尽后，再将艾绒放置姜末上点燃，一般燃 3 壮。

观察患者局部皮肤及病情变化，询问患者有无不适。 ← 观察及询问

告知 → 注意保暖，避免复感风寒，饮食易清淡。

艾绒燃尽，取下间隔物，纱布清洁局部皮肤。协助患者着衣取舒适卧位，整理床单位，处理用物。 ← 整理

记录 → 记录治疗时间，部位，患者皮肤情况并签字。

图 2-15　督灸技术操作流程图

五、温灸器技术

（一）温灸器具种类与特点

温灸器是实施艾灸方法的特制器具，温灸器材质多采用木质、铁质、铜质、陶瓷等。器型分为单孔、双孔、多孔等。

（二）技术原理

1. 艾绒　是指艾叶经加工制成的淡黄色细软绒状物。

2. 艾炷　用手工或器具将艾绒制作成小圆锥形，或直接采用成品艾条制成艾炷。每燃1个艾炷，称1壮。

3. 艾灸疗法主要有三个作用　一是艾绒在燃烧过程中所产生的温热效应。二是艾绒的药物成分燃烧时产生的药物效应。三是在艾灸施灸经络腧穴处所起的特殊作用。

（三）适应证与禁忌证

1. 适应证

（1）内科疾病　包括感冒、咳嗽、哮喘、高血压、失眠、头痛、眩晕、慢性胃炎、泄泻、糖尿病、呃逆等。

（2）外科疾病　包括颈椎病、肩周炎、慢性腰痛、风湿、类风湿关节炎等。

（3）妇科疾病　包括乳腺增生、月经不调、痛经、带下、不孕症等。

（4）儿科疾病　脑积水、流行性腮腺炎、婴幼儿腹泻、小儿厌食症、小儿遗尿症等。

（5）皮肤、五官科　包括痤疮、湿疹、牛皮癣、视力下降、耳鸣、耳聋、过敏性鼻炎、咽炎、牙痛等。

（6）男科疾病　癃闭、阳痿早泄、不育症等。

2. 禁忌证

（1）实热证、阴虚发热、邪热内炽者慎用，严重者禁灸。

（2）中暑、高血压危象、肺结核晚期、大量咯血等禁灸。

（3）空腹、过饱、过饥、醉酒、大渴、大惊、大恐、大怒、极度疲劳、对灸法恐惧者，应慎灸。

（4）乳头、外生殖器、腰骶部、大血管处、孕妇腹部、有出血倾向者不宜施灸。

（四）操作步骤与要求

1. 施术前准备

（1）用物准备　手消毒液、艾炷或艾绒、纱布、打火机、广口瓶、镊子、弯盘，（必要时准备）浴巾、屏风（图2-16）。

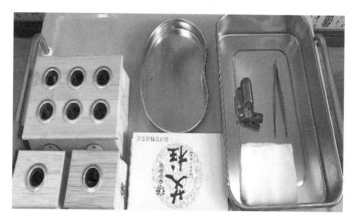

图 2-16　温灸器用物准备

（2）操作部位选取与准备　应根据病症选取适当的治疗部位。通常以肌肉丰厚处为宜，如腰部、背部、腹部、腿部等。

（3）受术者体位准备　根据实际情况，使受术者处于取穴方便、舒适持久、放松的体位，或施术者便于操作的治疗体位。暴露体位时注意防止冷风直接吹拂。

（4）操作环境准备　环境清洁卫生，避免污染，环境温湿度应适宜。

2. 施灸方法

（1）根据施灸部位或所选穴位选择相应的温灸器，放置于施灸部位，根据选穴位置摆放，如平形、斜形、丁字形或采取平行阵、横阵、竖阵、斜阵、丁字阵等。

（2）受术者取合适体位，暴露施灸部位，注意保护隐私及保暖。

（3）取适量艾绒制作成艾柱，或选择艾条制作艾柱，置于石棉网上方，点燃艾炷。

（4）封闭温灸器开口约 4/5，使艾炷缓慢燃烧，避免过热。

（5）一般每穴灸 25～30 分钟，至皮肤出现红晕为度。

（6）随时观察受术者皮温，避免烫伤。施灸过程中，局部皮肤出现微红、温热、红晕，属正常现象，无需处理（图 2-17）。

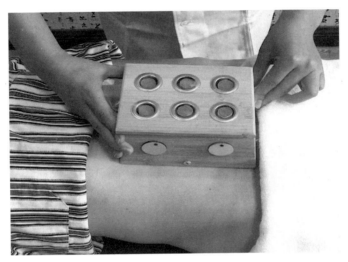

图 2-17　温灸器——施灸方法

3. 施术后处理

（1）施灸结束应观察施灸部位，熄灭艾火，并协助受术者清洁皮肤。

（2）施术后应及时协助受术者采取舒适体位并进行保暖。

（3）如局部出现小水疱，可任其自然吸收；如水疱较大，可用消毒的毫针刺破水疱，放出水液，或用注射针抽出水液，再涂以烫伤油等，并以无菌纱布覆盖。

（4）使用过的温灸器，需用 75% 乙醇喷洒消毒后阴凉干燥处晾干备用，每日用紫外线灯照射 2 次。

4. 治疗间隔与疗程　根据辨证、辨病、经验取穴等，采用相应灸法治疗。治疗间隔为每日 12 次，每次 20～30 分钟，3～15 次为一疗程。

（五）注意事项

1. 施灸前，应选择正确的体位，使受术者处于取穴方便、舒适持久、放松的体位，或施术者便于操作的治疗体位。暴露体位时注意防止冷风直接吹拂。

2. 施灸中注意观察患者的神色，防止晕灸，如发生晕灸，立即停灸，按晕针处理。一般在患者精神紧张、大汗后、劳累后或饥饿时不宜施灸，以防晕灸。

3. 防止艾灰脱落烧伤皮肤或衣物。

4. 注意皮肤情况，对糖尿病、肢体感觉障碍的患者，需谨慎控制施灸强度，防止烧伤。

5. 施灸后，局部出现小水疱，无需处理，可自行吸收，如水疱较大，消毒局部皮肤后，用无菌注射器抽出疱液，以无菌纱布覆盖。

6. 施灸结束后协助受术者清洁皮肤并饮用一杯温水，24小时内不宜进食生冷食物、洗冷水澡。施灸后应避免受风寒。

7. 施灸后，将残余的艾柱浸入水中，以彻底熄灭，以免复燃。

1. 尿潴留

郭某，男，65岁。

主诉　肛瘘术后排尿不畅1天。

现病史　患者在手术室腰麻下行高位肛瘘切除术后1天，术后患者排尿不畅，尿前等待。现排尿不畅，尿前等待，淋沥不尽，点滴而出。

查体　腹部膨隆，尿急，窘迫感，拒按，舌质淡红，苔白腻，脉沉。

既往史　高血压病史4年，冠心病病史1年，高脂血症病史1年，失眠病史1年，现规律服药，均控制良好。

中医诊断　肛漏，癃闭（湿热下注、气滞血瘀证）。

西医诊断　肛瘘术后，尿潴留。

治则治法　清热除湿，理气活血，利尿通淋。

操作部位　腹部、足部。

操作穴位　关元穴、气海穴、中极穴、水分穴、涌泉穴。

操作步骤

（1）根据施灸部位选取适宜温灸器　多孔温灸器2个，单孔温灸器2个。

（2）正确选取穴位。

（3）取适量艾绒制作成艾炷，置于石棉网上方，点燃艾炷。

（4）封盖温灸盒开口约4/5，使艾柱缓慢燃烧，避免过热。

（5）受术者取仰卧位，暴露施灸部位，注意保护隐私及保暖。

（6）在施灸部位放置已点燃的温灸器。

（7）每日2次，3次为1疗程。

健康宣教

（1）指导患者进行提肛功能锻炼，以增强控制排尿的能力。方法为深吸气时收缩并提肛门，呼气时将肛门缓慢放松，一收一放为1次。每日晨起及睡前各做1循环，每循环为20～30次，以病人不感到疲乏为宜。

（2）指导患者练习八段锦第六节"两手攀足固肾腰"式。常练此式不仅能补肾强腰膝，还有利于防治小便不利、尿失禁、尿频等症状。方法为自然站立，两臂自体侧上举至头顶，掌心相对，头后仰；两掌心下按于胸前，指尖相对；两掌虎口后叉腋下，沿脊柱两旁向下推移至小腿背侧，尽量下至脚跟，同时俯身；两臂伸直向前，带动上身立起，两臂回至体侧。

（3）饮食护理　食用清淡易消化的食物，比如新鲜的蔬果，避免进食刺激性以及油腻的食物。

效果评价

艾灸的温热效应，能刺激人体经络腧穴，具有宣导气血、调畅气机、促进膀胱气化、通利小便的作用。艾火的热力和通阳功效，可渗透皮肤，增加局部血液循环，舒缓括约肌，加强传导功能，使排尿通畅。患者经2个疗程治疗后，主诉尿急症状缓解，窘迫感消失，排尿通畅，尿色淡黄、澄清。

治疗时间	护理效果
治疗前	尿潴留
第1次治疗后	效果不明显
第2次治疗后	效果较好
第3次治疗后	效果明显
第6次治疗后	效果明显，患者主诉排尿通畅

2. 痛经

田某，女，25岁。

主诉 混合痔术后月经来潮2天，痛经1天。

现病史 在手术室腰麻下行混合痔外剥内扎术后2天，月经来潮2天，腹痛一天。现畏寒、小腹疼痛，伴有恶心呕吐，冷汗淋漓，手足厥冷、经血黯而有瘀块。

查体 腹痛，皮温低，舌质紫暗，苔白腻，脉沉。

既往史 既往体健。

中医诊断 混合痔，经行腹痛（寒凝气滞、气滞血瘀证）。

西医诊断 混合痔，原发性痛经。

治则治法 温阳散寒，行气活血，化瘀止痛，补肾益气。

操作部位 腹部及下肢。

操作穴位 关元穴、气海穴、神阙穴、三阴交穴。

操作步骤

（1）根据施灸部位选取适宜温灸器 多孔温灸器1个，单孔温灸器2个。

（2）取适量艾绒制作成艾柱，置于石棉网上方，点燃艾柱。

（3）封盖温灸盒开口约4/5，使艾柱缓慢燃烧，避免过热。

（4）受术者取仰卧位，暴露施灸部位，注意保护隐私及保暖。

（5）在施灸部位放置已点燃的温灸器。

（6）每日1次，5次为1疗程。

健康宣教

（1）告知有关月经的生理卫生知识，解除患者对月经的焦虑恐惧心理。

（2）月经期要避免剧烈的活动，并注意经期的卫生。

（3）饮食调护 避免食用生冷食物，可饮姜茶。

效果评价

艾灸可以使施灸部位的毛细血管扩张，即在盆腔脏器处产生热效应，从而解除子宫平滑肌的紧张性收缩，温通血液循环。灸柱燃烧时火力温和，可以利用灸柱燃烧的热力而起到激发人体脏腑和经络正气的作用，从而协调人体阴阳气血的运行，达到化瘀止痛、扶阳固脱、温经散寒的效果，减轻了经期的疼痛感。并且于经前施灸，正符合中医的治未病的思想，能预先调整冲任、胞宫及脏腑的生理机能，使经期到来时，气血畅达，冲任、胞宫平和。经 3 个疗程治疗后，患者经期腹痛症状消失，手足温热，经血色暗，无瘀块。

治疗时间	护理效果
治疗前	行经腹痛
第 1 次治疗后	效果较好
第 2 次治疗后	效果明显
第 3 次治疗后	效果明显

附：温灸器灸技术操作流程图（图 2-18）

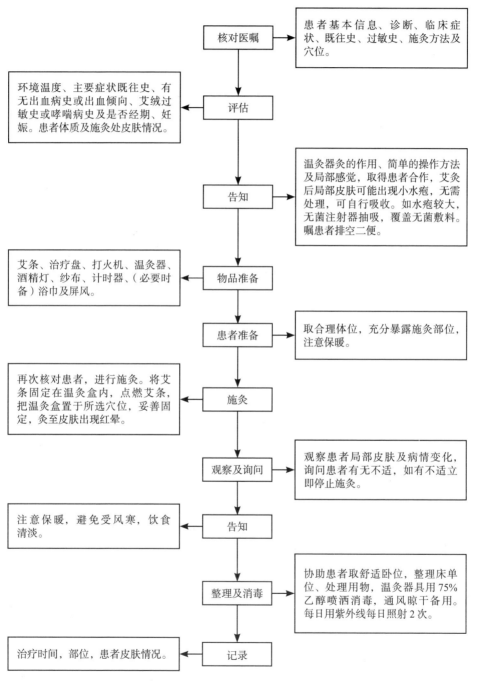

核对医嘱 → 患者基本信息、诊断、临床症状、既往史、过敏史、施灸方法及穴位。

环境温度、主要症状既往史、有无出血病史或出血倾向、艾绒过敏史或哮喘病史及是否经期、妊娠。患者体质及施灸处皮肤情况。 ← 评估

告知 → 温灸器灸的作用、简单的操作方法及局部感觉，取得患者合作，艾灸后局部皮肤可能出现小水疱，无需处理，可自行吸收。如水疱较大，无菌注射器抽吸，覆盖无菌敷料。嘱患者排空二便。

艾条、治疗盘、打火机、温灸器、酒精灯、纱布、计时器、（必要时备）浴巾及屏风。 ← 物品准备

患者准备 → 取合理体位，充分暴露施灸部位，注意保暖。

再次核对患者，进行施灸。将艾条固定在温灸盒内，点燃艾条，把温灸盒置于所选穴位，妥善固定，灸至皮肤出现红晕。 ← 施灸

观察及询问 → 观察患者局部皮肤及病情变化，询问患者有无不适，如有不适立即停止施灸。

注意保暖，避免受风寒，饮食清淡。 ← 告知

整理及消毒 → 协助患者取舒适卧位，整理床单位、处理用物，温灸器具用75%乙醇喷洒消毒，通风晾干备用。每日用紫外线每日照射2次。

治疗时间，部位，患者皮肤情况。 ← 记录

图 2-18　温灸器灸技术操作流程图

第三章

耳穴贴压技术

耳穴贴压技术是采用王不留行籽、莱菔子等丸状物贴压于耳廓上的穴位或反应点，通过其疏通经络，调整脏腑气血的功能，促进机体的阴阳平衡，达到防治疾病、改善症状的一种操作方法。本技术依据中医学中耳廓与人体各部存在着一定联系的理论，通过刺激耳部穴位来防治疾病。其治疗范围较广，临床上常用于治疗各种疾病及术后所致的疼痛、失眠、焦虑、眩晕、便秘、腹泻等症状。

第一节　技术源流

秦汉时期

耳穴诊治法起源于中国，具有悠久的历史，经历了长期的发展过程，是我国传统医学的重要组成部分。早在两千多年前，古代医家就发现了某些疾病与耳廓的关系。1973 年我国文物考古工作者在湖南长沙马王堆三号汉墓出土了《足臂十一脉灸经》和《阴阳十一脉灸经》，这是目前已知最早的经脉学和灸疗学专著。在《阴阳十一脉灸经》中就有了关于"耳脉"的记载，其中记载了耳与上肢、眼、颊、咽喉相联系的"耳脉"。

关于耳穴的记载，最早出现在两千多年前我国经典医著《黄帝内经》中，《黄帝内经》成书于战国至秦汉时代，书中已有耳穴的描述及应用耳廓治病的记载。当时有"听宫""耳中""多所闻""窗笼"等耳穴名称。

其中"耳中""多所闻""窗笼"即是现在的听宫穴。《黄帝内经》中全面地描述了耳与经络的联系、耳与脏腑的关系同时还有望耳诊病的内容。《黄帝内经》不仅将"耳脉"发展成手少阳三焦经，而且对耳与经脉、经别、经筋的关系都有比较详尽的记载。根据《灵枢》的记载，耳与十二经脉的关系十分密切，耳廓虽小，却是诸经通过、终止、会合的场所。十二经脉直接或间接地与耳发生联系，从经脉循行的规律来看，六条阳经或直入耳中，或布于耳周；六条阴经则通过络脉与耳相联，或通过经别与阳经相合后上达于耳。故《灵枢·口问》篇曰："耳者，宗脉之所聚也"着重阐明了耳在经络中的重要地位。《黄帝内经》中有关耳的记述有许多，其中《素问》有59条，《灵枢》有36条。如《素问·缪刺论》记载："手足少阴太阴足阳明之络，此五络皆会于耳中"；《灵枢·邪气脏腑病形》记载："十二经脉，三百六十五络，其血气皆上于面而走空窍，其精气上走于目而为睛，其别气走于耳而为听。"可见，我国在秦汉时期或更早就详细描述了耳与十二经之间的关系。在研究耳穴与经络脏腑之间的联系及运用耳穴诊断治疗疾病方面我国古代就开始形成了一定的理论基础，并不断充实和发展，沿用至今。

晋代时期

晋代葛洪在《肘后备急方》卷一记述："救猝死而目闭者，捣薤汁灌之耳中，吹皂荚鼻中，立效"，"用葱刺耳中，鼻中使出血，救卒中恶死"。晋代皇甫谧的《针灸甲乙经·缪刺》中"尸厥……以竹筒吹其两耳中，剔其左角之发，方寸，燔治，饮以美酒，不能饮者，灌之立也"，已记载医者使用耳穴治疗疾病。

隋唐时期

药王孙思邈通过观察，印证了《黄帝内经》所述"肾者主为外，使之远听，视耳好恶，以知其性"的说法，并根据临证体验和观察进一步指出："耳坚者则肾坚，肾坚则肾不受病，不病肢痛"，"耳薄者则肾脆，脆则伤热，热则耳吼闹，善病消瘅"。并指出"耳大小、高下、厚薄、偏圆则肾应之"，"正黑色小理者，肾则小，小即安难伤"等规律。耳和肾的位置关系如"耳好前居牙车者则肾端正，端正则和利难伤"等。

宋元时期

宋代太医院编著《圣济总录》云："肾气通于耳，心寄窍于耳，气窍相通，若窗牖然，音声之求，虽远必闻。若心肾气虚，精神失守，气不宣通，内外室塞，斯有聋聩之疾。"表明了心肾阴阳协调、水火既济方可"耳聪目明"。元代罗天益《卫生宝鉴》云："五脏六腑，十二经脉有络于耳者"。耳居空窍，内通脏腑，奠定了耳与五脏六腑相联系的理论基础。此外，宋元时期多位医者还在防病强身的方面应用耳穴治疗。

明代时期

到了明代，关于耳诊的记载就更加明确详细。明代王肯堂《证治准绳》中指出："凡耳轮红润者生，或黄，或黑，或青而枯燥者死，薄而白，薄而黑者皆为肾败。"这正是"有主内必形诸外"，体内的疾患，必然在体表耳廓上有所反映。明代张介宾在《类经》和李时珍所著《奇经八脉考》中均阐述了耳与经脉之间的关系，阴阳二跷脉分别统率左右侧之阴阳经脉，并循行"入耳后"。明代张介宾在《类经》中记载："心总五脏六腑，为精神之主，故耳目肺肝脾肾，皆听命于心。是以耳之听，目之视，无不由乎心也"，表明听觉与心神的关系。

在清代耳诊已成为中医诊断学体系的重要组成部分。清代张振筠详细记述了如何利用耳廓诊断疾病，并附有耳背穴位图，这是世界上首次印制的耳穴图，进一步推动了耳诊的发展。在张振筠的《厘正按摩要术》中，将耳背分心、肝、脾、肺、肾五部分、配合五色，测温及对耳背静脉的观察，对痘疹（天花）进行辨治，如"耳上属心。凡出痘时，宜色红而热。若色黑与白而冷，其筋纹如梅花品字样，或串字样，从耳皮上出者，皆逆也"。"下属肾。凡出痘时，其色宜红紫带冷，不宜淡黄壮热。如筋纹梅花品字样为顺，若如蚤咬芝麻之形者，为险逆难治之候"。"耳后耳里属肺。凡出痘时，其色宜淡白带温，不宜红紫壮热。如见茱萸形，或灯火烧络之样为逆"。"耳后耳外属肝。凡出痘时，其色宜青带温，不宜淡白冰冷。稀疏者吉，稠密者凶"。"耳后中间属脾。凡出痘时，宜苍黄温和，不宜青色壮热，稀疏如黄蜡色者吉。稠密如蚁色带青者凶"。古人确实通过观察发现了躯体内脏病变在耳廓上出现的反应。这是继《黄帝内经》之后，论述耳与五脏关系最引人注意的新观点，体现了局部反应整体的内在关系。

此外还有清代林之翰编著的《四诊抉微》中就有"察耳部"的专题。清代汪宏著《望诊遵经》中，专

清代时期

辟"诊耳望法提纲"一节，讨论耳廓望诊，记有"若夫耳形之诊，当以厚而大者为形盛，薄而小者为形亏。肿起者，邪气实；消减者，正气虚。润泽则吉，枯槁则凶，合之于色，亦可辨其寒热虚实"，"下消则耳轮焦干，肠痈则耳轮甲错"等，对某些疾病的发展和预后也通过耳诊来观察，如"耳后红筋痘必轻，紫筋起处重沉沉，兼青带黑尤难治，十个难求三五生"。

清代沈金鳌所著《杂病源流犀烛》曰："耳为肾精之源也"讲述肾气充于耳，温养耳窍，助耳听觉。耳与脑相连，故肾精通过脑髓而滋养耳窍助耳生成与发育。肾主伎巧，助耳平衡。肾精不足则耳窍失养，可致耳聋耳鸣。同样，清代叶天士也在《临证指南医案》提出"本虚失聪者治在肾"，表明耳与肾之间的关系，并指出根据肾脏功能及耳鸣耳聋的治疗以补肾精为主。

清代程钟龄在《医学心悟·耳》中提到："然足厥阴肝，足少阳胆经，皆络于耳。"表明了肝、胆与耳的关系。清代祁坤《外科大成卷三》说："经络耳者心肾之窍，肝胆之经，宗脉之所聚也；心肾主内，如精血不足，或聋，或虚鸣，禀赋弱也，六味地黄丸加桑螵蛸，或滋阴地黄丸；肝胆主外，如风热有余，或胀痛，或脓痒，邪气客也。"此段不但讲述了肝胆为耳实证之源，还说明了肝血虚则耳失所养或肝阴不足，肝阳上扰清窍亦可出现耳鸣耳聋等症。

近现代时期

1958年12月，叶肖麟在《上海中医药杂志》上摘译了法国医学博士诺吉尔的发现："外耳并非单纯唯一弯曲软骨，它与内脏器官存在着密切关系，内脏疾患时在耳廓上有相应点出现"。诺吉尔首次提出的耳廓形如

"胚胎倒影"的耳穴图，当时记录的耳穴有 50 个，主要分布在耳甲腔、耳甲艇、对耳轮、耳轮上脚、耳屏、对耳屏和耳垂。这对我国医务工作者有很大启发，广大医务工作者参考国内外有关资料，进一步挖掘古代经验，广泛开展了耳穴实践，从临床应用到作用原理，逐渐形成了我国独具特色的耳穴图谱；到 20 世纪 60 年代，中国的耳穴发展到近 100 个，耳穴诊治研究迎来了一个迅速发展的时代。1970 年，广州部队后勤部绘制的《耳针穴位挂图》中收载耳穴达 107 个；1979 年郝金凯编著《针灸经外奇穴图谱》中收录耳穴 199 个。为了便于世界各国对耳穴进行研究和交流，1982 年 12 月，中国针灸学会受世界卫生组织委托，拟定《耳穴国际标准化方案》，历经 5 年的实践和研究，耳穴国际标准化方案在 1987 年 6 月的世界卫生组织西太平洋地区第三次针灸穴名标准化会议上基本获得通过。

在 20 世纪 60 年代，用耳穴治疗疾病只有针刺、埋针、割耳等损伤性治疗方法，由于当时的医疗条件所限，易出现耳廓感染，并可造成耳廓的残疾，导致耳针发展处于低潮，很多医院都停止了耳针治疗。到了 70 年代，中医前辈李家琪医生发明了"耳穴贴压疗法"，用胶布将 2.5mm 的绿豆贴压在耳穴上，通过按压耳穴来治疗疾病，达到持续治疗的效果，保证了无创伤、无刺痛、无感染。他撰写的《耳穴诊治疗法》，在国内和国外得到认可和传播。1982 年，受世界卫生组织委托，李家琪参与领导并承担耳穴国际标准方案的制定和修订工作。1985 年他开办了我国第一所智能康复医院，通过耳穴治疗脑瘫儿，开创了我国用耳穴疗法治疗弱智的先河，把弱智从不治之症变为可治之症，一年多时间就收治了国内外患儿 300 多名，明显的疗效赢得业内人士及社会的赞誉，并获得国内外巨大影响。

第二节 耳穴贴压技术

（一）器具种类与特点

耳豆板：将医用胶布剪成约 0.6cm×0.6cm 大小，上置丸状物制成耳穴贴。丸状物直径约 0.2cm，应先清洗消毒，宜选用植物种籽，如王不留行、白芥子、急性子、莱菔子、油菜籽等，或选用聚苯珠、磁珠等。目前，临床上广泛使用的是王不留行籽和磁珠。

1. 药籽贴 药籽贴选材较方便，常用材料有小米、白芥子、莱菔子、王不留行籽，临床以王不留行籽为佳。在裁剪成约 0.6cm×0.6cm 的胶布中央放置药籽，制成耳穴贴，药丸直径约 0.2cm，且质硬而表面光滑，应先清洗消毒后再制作耳穴贴。此贴适用症广泛，适用于紧张性头痛、中风后遗症、失眠、变应性鼻炎、哮喘、胃肠功能紊乱、胆石症等多种慢性疾病。

2. 磁贴 一般选用直径为 1.6mm 的磁珠，也可选用直径为 3～5mm 的磁片，由锶、钡烧灼而成，每粒含磁量 ≥ 10.0MT（100GS）使用前先粘贴于肤色胶布中央备用，应选用光滑、无锈蚀的磁珠。我国是最早使用磁石治病的国家之一，《神农本草经》有记载磁石"味辛、寒，主治周痹、风湿"的文字。汉末医书《名医别录》中有关于磁石"养肾脏，强骨气，益精除烦，通关节，消痈肿鼠瘘，颈核喉痛，小儿惊痫，炼水饮之。亦令人有子"的记载。现代研究表明，磁场对人体的活动及生理、生化过程有一定的影响，影响程度与磁场的强度、方向、类型及作用时间关系密切。此贴一方面通过磁珠的压迫刺激耳穴；另一方面通过静磁场作用于耳穴或阳性反应点，通过经络感传，以疏通经络，运行气血，调整脏腑，达到治疗全身疾病的目的。耳穴磁贴具有消炎、镇痛、镇静、消肿、降压及调整自主神经功能的作用，用于治疗失眠、焦虑、血管性头痛、认知障碍、痛经、颈肩腰腿痛、中风后抑郁、吞咽困难、高血压、胃肠功能紊乱等病症。

3. 药丸贴 使用复方王不留行药丸制成药籽，将王不留行籽浸泡于去渣浓缩的特定中药组方汤剂中，24 小时后取出，在阴凉处晾干，再将冰片、樟脑放入 95% 乙醇中溶化，再倒入王不留行籽中，使之均匀地附着于王不留行籽表面，放置于密闭容器内备用。此法的特点是在耳穴贴压的基础上，加入中药组方的作用，用于治疗某些特定的疾病，具有较好的疗效。

（二）技术原理

人体的耳廓虽小，却是全身经络汇聚之处，具有整体的全部信息。耳穴通过经络连接到体内的各个脏器，这就是耳穴的生物全息规律。身体某个部位一旦发病，病理反应就会循着经络路线迅速传递到相关的耳穴上，在耳穴表面发现异常，如能再对这些穴位进行刺激，便会使病态逐渐退却，症状消失，病状痊愈。

1. 操作前，进行耳廓按摩可刺激相关耳穴，激发经气，疏通经络，调气补血，使耳廓充血发热，以便于耳穴贴压。

2. 贴压前，观察耳廓阳性反应点的颜色、性状以及临床意义。

（1）急性病症　与疾病相关的耳穴区，色泽充血红润，可见点状、片状或不规则改变，毛细血管色泽鲜红，耳穴区可见脂溢及光泽。

（2）慢性病症　器质性病变、退行性病变、外伤，与疾病相关的耳穴区，呈白色、褐色，伴有点状、片状、线状隆起或凹陷、水肿、白色丘疹、褐色丘疹、无脂溢、无光泽或见脱屑。

（3）慢性病症急性发作期　白色片状隆起，中间红色。

（4）皮肤病　糠皮样或鳞状脱屑，褐色丘疹，皮肤粗糙、纹理加深、色素沉着，呈深褐色。

（5）肿瘤　色泽正常，与疾病相关的耳穴呈结节状隆起，多见于良性肿瘤。色泽灰暗，或呈蝇屎状，结节状隆起多为恶性肿瘤。

（6）手术瘢痕　内脏组织器官手术切除后相关的耳穴皮肤皱褶似线条或半月形，呈褐色、暗红色瘢痕样反应。

3. 贴压后，贴压局部有酸、麻、胀、痛感，促使机体调整脏腑气血，疏通经络。

4. 耳穴疗法的适应证广泛，包括内、外、妇、儿、五官等各科病症，如消化呼吸、循环泌尿及生殖等系统的内科疾病；各种疼痛性外科疾病；经、带、胎、产等妇科疾病；小儿生长发育等儿科疾病；眼、耳、鼻、喉、口腔等五官科疾病；老年病等，都可以采用耳穴疗法进行防治。

5.耳穴贴压法是以丸代针，避免了针刺产生的疼痛和感染，且可将刺激物长时间作用于耳廓相应穴位及反应点上，每天定时或不定时进行按压刺激，效果持续而稳定，是一种安全的治疗方法。无痛苦、无创伤、无不良反应、经济、简便的治疗方法，便于推广应用。

6.耳穴的选穴原则

（1）按疾病的相应部位选穴　如胃病取"胃"穴，肩痛取"肩"穴。

（2）按循经辨证选穴　如偏头痛、胁痛、疝气等属足少阳胆经循行部位，可选"胆"穴。

（3）按脏腑辨证选穴　如骨关节病、耳鸣、耳聋、脱发、遗精等属于肾病，可选"肾"穴；失眠选"心"穴；皮肤病选"肺"穴等。

（4）按现代医学知识选穴　如消化道溃疡取"交感"穴；输液反应取"肾上腺"穴；月经不调取"内分泌"穴等。

（5）按临床经验选穴　如"神门"穴有明显的镇静、镇痛、消炎作用，因此失眠、神经衰弱、痛证、炎症可选用之；又如"耳尖"穴有退热、消炎、降压作用，故发热、炎症、高血压病可选用之。

（三）适应证与禁忌证

1.适应证

（1）内科疾病　消化、呼吸、循环、泌尿及生殖等系统的内科疾病，例如：胃脘痛、腹痛、恶心、呕吐、急性胃肠炎、慢性胃炎、泄泻、便秘、感冒、咳嗽、头痛、高血压、失眠、焦虑、眩晕、膀胱炎、肾炎、尿道炎等。

（2）外科疾病　如各种疼痛性外科疾病，如：胆囊炎、前列腺炎、胆道感染、乳腺增生等。

（3）骨科疾病　落枕、颈椎病、腰椎间盘突出症、风湿性关节炎、坐骨神经痛、急性腰扭伤、肩关节周围炎等。

（4）妇科疾病　月经过多或过少、闭经、痛经、慢性盆腔炎、产后腹痛、缺乳、急性乳腺炎等。

（5）儿科疾病　小儿消化不良、小儿呕吐、小儿泄泻、小儿厌食、小儿便秘、小儿鼻炎、小儿生长痛、小儿惊厥等。

（6）皮肤科疾病 神经性皮炎、痤疮、荨麻疹、湿疹、黄褐斑、皮肤瘙痒症等。

（7）五官科疾病 睑腺炎、急性结膜炎、近视、远视、鼻炎、鼻出血、耳鸣、中耳炎、急性咽炎、急性扁桃腺炎、牙痛、口腔溃疡等。

（8）其他 慢性疲劳、晕动症、戒断综合征等。

2. 禁忌证

（1）妇女妊娠期间应慎用，有习惯性流产史的孕妇则应忌用。

（2）年老体弱、严重贫血、过度疲劳者、严重的心脏病者不宜使用，更不宜采用强刺激。

（3）耳局部皮肤破溃、感染，如湿疹、疮疡、冻疮破溃等禁用。

（四）操作步骤与要求

耳穴贴压技术是将王不留行籽、莱菔子、磁珠等丸状物放置于剪成约 0.6cm×0.6cm 大小医用胶布中央制成耳穴贴，用止血钳或镊子将耳穴贴贴于耳廓相应穴位，并予以适当的按压或按揉，通过其疏通经络，调整脏腑气血功能，促进机体的阴阳平衡，达到防治疾病、改善症状的一种操作方法。

1. 施术前准备

（1）用物准备 手消毒液、棉签、75% 乙醇、探棒、止血钳、耳豆板、一次性换药弯盘、医疗垃圾桶、污物桶（图 3-1）。

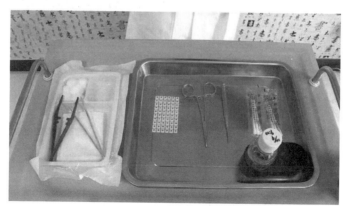

图 3-1 耳穴贴压技术用物准备

（2）操作部位选取与准备 观察受术者耳部皮肤情况，耳廓皮肤应完好无破损。耳廓局部有炎症、冻疮或表面皮肤有溃破者不宜进行操作。

（3）受术者体位准备　坐位、俯卧位或根据实际情况选择受术者舒适体位。

（4）操作环境准备　注意环境清洁卫生，避免污染，环境温度应适宜。

（5）器具消毒准备　探棒、止血钳使用 75% 乙醇消毒 2 遍。

2.耳穴贴压方法

（1）耳廓按摩：

第一步，按摩耳前、耳后。

第二步，耳轮（从耳垂 1 区沿着耳轮到耳屏）。

第三步，对耳轮（从皮质下沿着对耳轮到三角窝）。

第四步，耳甲（从耳甲腔到耳甲艇）。

第五步，耳背，以局部微红微热为宜。

（2）选穴　手持探棒探查耳穴敏感点，询问受术者有无热、麻、胀、痛感，确定贴压部位。

（3）耳部消毒　用 75% 乙醇自上而下、由内到外、从前到后消毒耳部皮肤。

（4）耳穴贴压　用止血钳或镊子夹住贴敷于选好耳的部位上，并给予适当按压或按揉，使受术者有热、麻、胀、痛感觉，即为"得气"。

（5）观察受术者局部皮肤情况，询问受术者有无不适感（图 3-2）。

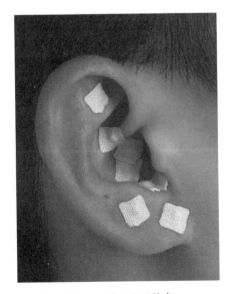

3.应用方法　耳穴贴压穴位应每日按压 3～5 次，隔 3～7 天更换一次，按压耳穴应有一定的刺激量才能见效，在不损伤皮肤的前提下用力要适度，穴区皮肤损伤者忌用此法。按压后有酸、麻、胀、痛、灼热感为效果好，如果贴压后皮肤有痒或疼痛感，立即取下。

4.常用按压手法

（1）对压法，用食指和拇指的指腹

图 3-2　耳穴贴压技术

置于受术者耳廓的正面和背面，相对按压，至出现热、麻、胀、痛等感觉，食指和拇指可边压边左右移动，或做圆形移动，一旦找到敏感点，则持续对压20～30秒。

（2）直压法，用指尖垂直按压耳穴，至受术者产生胀痛感，持续按压20～30秒，间隔少许，重复按压，每次按压3～5分钟。

（3）点压法，用指尖一压一松地按压耳穴，每次间隔0.5秒。本法以受术者感到胀而略沉重刺痛为宜，用力不宜过重。

5. 施术后处理

（1）耳穴贴压的正常反应　在贴压与留置过程中，按压刺激穴位受术者感到局部热、麻、胀、痛、重等感觉为正常现象，即"得气"，是治疗作用。

（2）耳穴贴压后处理

①贴压期间避免耳廓被水浸湿，以防胶布脱落。

②患有扭伤或肢体活动障碍的受术者，贴压后待耳廓充血发热时嘱受术者适当活动患肢或配合患部按摩等，以提高疗效。

③受术者侧卧位耳部感觉不适时，可适当调整体位，如疼痛剧烈伴心悸等不适时，可去除耳穴贴。

④耳穴贴去除后如局部出现皮损，应立即处理，防止感染。

6. 耳穴治疗间隔与疗程　一般为双耳交替进行治疗，每次贴压可在耳穴上留置3～4天，最多不超过7天。初诊痛症受术者可留置3～4天后更换贴压位；病情已好转为巩固疗效者，可在耳穴上多留置1～2日后更换。10次为一个疗程，疗程间隔休息3～5天继续下一个疗程。

（五）注意事项

1. 耳廓局部有炎症、冻疮或表面皮肤有溃破者、有习惯性流产史的孕妇不宜施行。

2. 夏季易出汗，留置时间1～3天，冬季留置3～7天。

3. 耳穴贴压期间每天自行按压穴位3～5次以加强刺激，每次每穴1～2分钟。

4. 观察受术者耳部皮肤情况，留置期间应防止胶布脱落或污染，对普通胶布过敏者改用脱敏胶布。

5. 受术者侧卧位耳部感觉不适时，可适当调整。

6. 严重心脏病和严重贫血者慎用耳穴贴压法，禁止强刺激。

举验例案

1. 失眠

任某，男，68岁。

主诉 入睡困难3年。

现病史 3年前出现入睡困难，服用多种安眠药物疗效不佳。现夜寐不安，不易入睡，每日睡眠约4小时，醒后不易入睡，乏力，心烦，情绪急躁，腰部隐感酸痛，尿频尿急，夜尿4～5次。

查体 舌红，苔黄腻，脉弦细滑。

既往史 高血压病20余年，规律服药，血压控制在150/60mmHg，糖尿病病史10年，规律服药，血糖控制尚可。吸烟史50年，2包/日。饮酒史50年，平均每日500g。

中医诊断 不寐（心肾不交、肝火扰心证）。

西医诊断 失眠。

治则治法 交通心肾、清泻肝火、清心安神。

操作部位 双耳左、右交替。

操作穴位 心穴、神门穴、枕穴、皮质下穴、失眠穴、三焦穴、垂前穴、耳中穴、脾穴、胃穴、肾穴。

操作步骤

（1）协助受术者取坐位，充分暴露耳廓。

（2）耳廓按摩 予以受术者耳廓按摩，按摩耳前、耳后、耳轮、对耳轮、耳甲、耳背，以局部微红微热为宜。

（3）选穴 手持探棒探查耳穴敏感点，询问受术者有无热、麻、胀、痛感，确定贴压部位。

（4）耳部消毒 用75%乙醇自上而下、由内到外、从前到后消毒耳部皮肤。

（5）耳穴贴压　一手固定耳廓，另一手用止血钳或镊子夹住贴敷于选好耳穴上，并给予适当按揉，使受术者耳部有热、麻、胀、痛等感觉。

（6）观察受术者局部皮肤情况。

（7）1周1次，5次为1疗程。

健康宣教

（1）纠正不良生活习惯，戒烟戒酒。

（2）保持睡眠环境安静、整洁、舒适。

（3）适当活动，养成良好的生活习惯。

（4）睡前减少饮水量，晚餐不宜过饱，减少含水分较多的食物的摄入，如稀粥、汤等，睡前不宜饮浓茶。

（5）解除烦恼，避免情绪激动。保持心情舒畅，睡前可听轻音乐。

（6）教会受术者正确按压耳穴，使用对压法、直压法、点压法，以感到胀而略沉重刺痛为宜，用力不宜过重。

（7）根据病情指导受术者定时按揉。夏季可留置时间1～3天，冬季可留置3～7天。

效果评价

治疗时间	ISI 评分
治疗前	26
第 1 次治疗后	20
第 3 次治疗后	10
第 5 次治疗后	6

2. 痛风

侯某，女，73岁。

主诉　双足关节肿胀疼痛间断发作3年余，加重2天。

现病史　3年前进食海鲜后出现双足关节肿痛交替发作，予以间断服药治疗，仍间断发作。现乏力，时有头晕，左足跟、足踝、足趾疼痛，纳食不香，夜寐不安，夜尿量增多，夜尿4～5次，大便调。

查体　双足足趾、足踝红肿，舌暗，苔微黄腻，脉沉细。

既往史　高血压病50余年，规律服药，血压控制尚可，冠心病病史8

年，规律服药。

中医诊断 痛风（脾肾亏虚、湿热瘀阻证）。

西医诊断 痛风。

治则治法 补益脾肾、清热利湿、活血化瘀。

操作部位 双耳左、右交替。

操作穴位 跟穴、趾穴、踝关节穴、肝穴、脾穴、肾穴、神门穴、枕穴、肾上腺穴。

操作步骤

（1）协助受术者取坐位，充分暴露耳廓。

（2）耳廓按摩 予以受术者耳廓按摩，按摩耳前、耳后、耳轮、对耳轮、耳甲、耳背，以局部微红微热为宜。

（3）选穴 手持探棒探查耳穴敏感点，询问受术者有无热、麻、胀、痛感，确定贴压部位。

（4）耳部消毒 用 75% 乙醇自上而下、由内到外、从前到后消毒耳部皮肤。

（5）耳穴贴压 一手固定耳廓，另一手用止血钳或镊子夹住贴敷于选好耳穴上，并给予适当按揉，使受术者耳部有热、麻、胀、痛等感觉。

（6）观察受术者局部皮肤情况。

（7）1 周 1 次，5 次为 1 疗程。

健康宣教

（1）饮食 减少高嘌呤食物的摄入，如：动物内脏、牛肉、羊肉、浓汤、沙丁鱼等，可适当增加新鲜蔬菜的摄入。

（2）每日饮水量在 2000ml 以上，不宜饮酒，尤其是啤酒。

（3）运动 痛风发作期注意休息，避免劳累，避免受凉。缓解期可适量运动，可做慢步走、太极拳等。

（4）给予情志指导，告知受术者保持良好的情志有助于气血的通畅和脏腑的功能协调，提高抵御病邪的能力。

（5）教会受术者正确按压耳穴，使用对压法、直压法、点压法，以感到胀而略沉重刺痛为宜，用力不宜过重。

（6）根据病情指导受术者定时按揉。夏季可留置时间 1～3 天，冬季可留置 3～7 天。

效果评价

治疗时间	NRS 评分	ISI 评分
治疗前	9	18
第 1 次治疗后	5	14
第 3 次治疗后	3	6
第 5 次治疗后	1	2

3. 呕吐

王某，女，45 岁。

主诉 间断恶心伴呕吐 11 年余。

现病史 间断进食后恶心，伴呕吐，呕吐物为胃内容物，伴食欲不振，间断使用胃黏膜保护剂。现乏力，偶有头痛，恶心，呕吐，呕吐物为胃内容物，纳食不香，夜寐安宁，无尿，大便调。

查体 舌淡暗，苔白腻，脉弦滑。

既往史 浅表性胃炎 8 余年，规律服药，慢性肾功能衰竭 11 年。

中医诊断 呕吐（脾肾亏虚、浊毒内蕴证）。

西医诊断 胃溃疡、呕吐原因待查。

治则治法 健脾益肾、清化浊毒。

操作部位 双耳左、右交替。

操作穴位 胃穴、贲门穴、膈穴、交感穴、消化系统皮质下穴、肝穴、脾穴、肾穴、枕穴。

操作步骤

（1）协助受术者取坐位，充分暴露耳廓。

（2）耳廓按摩 予以受术者耳廓按摩，按摩耳前、耳后、耳轮、对耳轮、耳甲、耳背，以局部微红微热为宜。

（3）选穴 手持探棒探查耳穴敏感点，询问受术者有无热、麻、胀、痛感，确定贴压部位。

（4）耳部消毒 用 75% 乙醇自上而下、由内到外、从前到后消毒耳部皮肤。

（5）耳穴贴压　一手固定耳廓，另一手用止血钳或镊子夹住贴敷于选好耳穴上，并给予适当按揉，使受术者耳部有热、麻、胀、痛等感觉。

（6）观察受术者局部皮肤情况。

（7）1周1次，5次为1疗程。

健康宣教

（1）饮食　清淡易消化为主，每日进食适量优质蛋白食物，如鸡蛋、牛奶、瘦肉。

（2）运动　每日适当体育运动，避免过度劳累及重体力劳动，可选择的正确运动方式有：散步、太极拳、八段锦等。

（3）保持口腔清洁，三餐后漱口。

（4）教会受术者正确按压耳穴，使用对压法、直压法、点压法，以感到胀而略沉重刺痛为宜，用力不宜过重。

（5）根据病情指导受术者定时按揉。夏季可留置时间1～3天，冬季可留置3～7天。

效果评价

治疗时间	分级	VAS 评分
治疗前	重度	8
第1次治疗后	中度	6
第3次治疗后	轻度	3
第5次治疗后	轻度	2

附：耳穴贴压技术流程图（图3-3）

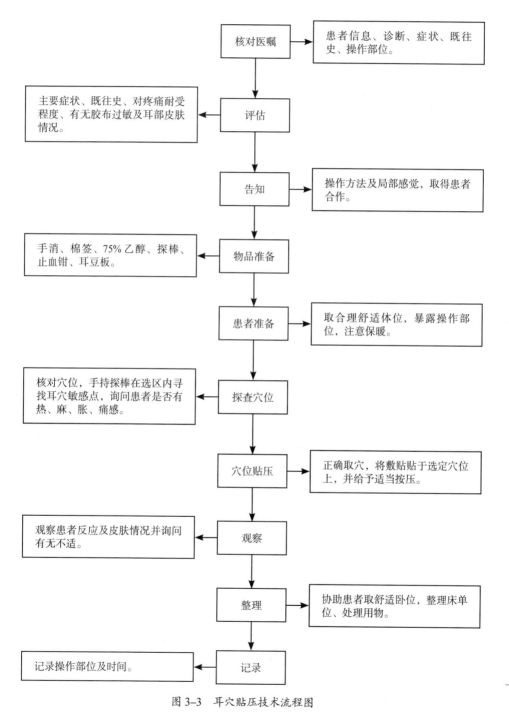

核对医嘱	→ 患者信息、诊断、症状、既往史、操作部位。
主要症状、既往史、对疼痛耐受程度、有无胶布过敏及耳部皮肤情况。 ←	评估
告知	→ 操作方法及局部感觉，取得患者合作。
手消、棉签、75%乙醇、探棒、止血钳、耳豆板。 ←	物品准备
患者准备	→ 取合理舒适体位，暴露操作部位，注意保暖。
核对穴位，手持探棒在选区内寻找耳穴敏感点，询问患者是否有热、麻、胀、痛感。 ←	探查穴位
穴位贴压	→ 正确取穴，将敷贴贴于选定穴位上，并给予适当按压。
观察患者反应及皮肤情况并询问有无不适。 ←	观察
整理	→ 协助患者取舒适卧位，整理床单位、处理用物。
记录操作部位及时间。 ←	记录

图3-3　耳穴贴压技术流程图

刮痧技术

第四章

刮痧是在中医经络腧穴理论指导下，使用不同材质和形状的刮痧器械和介质，在体表进行相应的手法刮拭，以防治疾病的中医外治技术。刮痧技术具有疏通经络，改善血液循环，调整关节结构和功能等作用。常用于外感性疾病和骨关节疼痛性疾病等。

第一节　技术源流

刮痧作为一种历史悠久的治病方式，具有简捷易学、安全性高和适应证广等优点。刮痧可分为医疗刮痧和保健刮痧，在现代中医临床中运用颇多，广泛用于内、外、妇、儿、皮肤等科疾病的诊疗以及亚健康人群的防病保健。

一、"痧"与"刮痧"的内涵发展

（一）从"沙"到"痧"

古代医籍中对于"痧"的记载形式多样，早期多以"沙"字出现，宋代之后可并见"沙""砂""痧"等表述方式。《痧症全书》中提到："古无痧字……缘南方体气不实之人，偶触粪土沙秽之气，多腹痛闷乱，名之曰痧，即沙字之讹也。"可见古人认为"粪土沙秽"即为痧症的致病因素。从"沙"到"痧"的演变，不仅仅是字形的改变，也是对"痧"的内涵不断丰富的过程，可归纳为以下五个方面。

1.致病的秽恶邪毒　痧为可致病的秽恶邪毒，可追溯至晋代葛洪《肘后备急方》中记载的沙虱毒，如："初得之，皮上正赤如小豆黍米粟粒，以手摩赤上，痛如刺，过三日之后，令人百节强，疼痛寒热，赤上发疮，此虫渐入至骨，则杀人。"阐述了"沙虱虫"致病表现及传变规律。"沙虱虫"即为现代"恙虫"，得此病者最初以皮疹为临床表现，而后传变则兼有寒热头痛等症状。用类似刮痧的治病方式，可将病原体排出体外，以达治愈效果。宋朝《太平圣惠方·第五十七卷》专列治疗沙虱毒诸方，清代医家张璐在《张氏医通》中记载的"臭毒"和"番痧"亦为此意。

2.痧症 痧特指痧症，因感受六淫之邪或疫疠之气出现的病症。南宋《叶氏录验方》中首次提到"沙病""艾灸得沙"，由此沙病与痧症密切相关。元代医籍《世医得效方》专列"沙症"，具体论述绞肠痧一症。夏秋季感受暑湿浊气，发为暑热病证，称为"痧气""痧胀"，相当于现代医学的急性呼吸道感染病等。清代疫病流行，痧病与瘟疫相合以致腹痛、吐泻等症状，《痧胀玉衡》中称为"瘟痧"，相当于现代医学的急性传染性疾病等。

3.痧疹 痧专指痧疹之义，指在疾病过程中，皮肤表面出现粟状红点，且突于皮面、抚之碍手，如"风痧""丹痧"等。《临证指南医案》写道："痧者，疹之通称，有头粒如粟；瘰者，即疹之属，肿而易痒。"详细记载了现代医学中麻疹的临床表现。《痧胀玉衡》中也有对麻疹的记述，在郭氏当地又称为"痧子"。

4.怪病 痧可解释为怪病。中医学认为"怪病多痰""百病皆为痰作祟"，而《痧胀玉衡》载"怪病之谓痧"，如"中风""痰厥""昏迷"等疑难杂症，并认为痧之怪甚于痰。这里所指的"痧"范围较广、名目繁多，疾病亦有症候复杂、变化迅速等特点。

5.现代的"出痧"或"痧象" 从现代意义上来讲，"痧"指经过刮拭之后在皮肤表面出现的痧点和痧斑，也是目前中医学临床所指的"出痧"或"痧象"。这里的痧，也包括了出痧的范围、形态、颜色、快慢，受术者的主观疼痛感以及施术者板下阳性反应点等含义。

（二）从"捪"到"刮"

刮痧起源可追溯至旧石器时代。古人在劳动的过程中发现，借助石头、木材等外物按压或摩擦体表，可使某些疾病的不适症状得以缓解。经过长期的积累和实践，这种方法逐步发展成为一种自然的医疗保健手段。

针对"痧症"，采用"刮法"，以达"出痧"。在《五十二病方》中论述了播法治病，其中记载的"布炙以熨""抚以布"等方法类似于现在的摩、擦法，而治疗后出现"血如蝇羽"的状态则是对皮肤出血点的描述。晋代《肘后备急方》中有治疗"沙虱虫"的方法，为"以茅叶刮去，乃小伤皮则为佳"；宋代《太平圣惠方》又载"以竹叶刮之，令血出"，均为挑痧、刮痧之法。元代孙仁存在《仁存孙氏治病活法秘方》中也记有"用麻绳擦颈及膊间，出紫点则愈"，描述了绳擦法的操作方法及痧象特点。

二、刮痧疗法的历史

痧症的主要治疗方法是刮痧。刮痧疗法是由砭石、针灸、推拿、拔罐、放血等疗法变化而来。从这个意义上说，刮痧疗法的历史可以追溯到两千多年前的《黄帝内经》时代，与其所载的砭石疗法或刺络疗法有更直接的关系。如《素问》中记载用刺络疗法治疗腰痛："刺解脉，在郄中结络如黍米，刺之血射，以黑见赤血而已。"从中不难看出刮痧疗法与这种刺络疗法在方法、机理上的相似性。清人朱永思在评论郭志邃的著作时，即认为郭氏学说在理论与方法上都直接来源于《黄帝内经》，他说："古帝制九针之法，以疗民病，多刺少药"，即如《黄帝内经》有云："诸疟而脉不见，刺十指间出血，血去必已。"

虽然刮痧疗法形成的具体时间已不可考，但它长期以来流传于民间，薪火相传，沿用不废。宋元之际，民间已比较广泛地流传用汤匙、铜钱蘸水或油刮背部，以治疗腹痛等症的方法和经验，而且这些经验已引起了医学家们的注意。元·危亦林的《世医得效方》较早地对痧证作了明确记述："心腹绞痛，冷汗出，胀闷欲绝，俗谓搅肠痧。"明代有关痧症的记述更加丰富起来，如杨清叟《外科集验方》，其中在《解救诸毒伤寒杂病一切等证》里论述到："搅肠沙证发，即腹痛难忍，但阴沙腹痛而手足冷，看其身上红点，以灯草蘸油点火烧之；阳沙则腹痛而手足暖，以针刺其十指背近爪甲处一分半许，即动爪甲指背皮肉动处，血出即安。仍先自两臂将下其恶血，令聚指头出血为好。又痛不可忍，须臾能令人死，古方命名乾霍乱，急用盐一两，热汤调羹入病人口中，盐气到腹即定。"王肯堂《证治准绳·杂病·霍乱》："乾霍乱，忽然心腹胀满，搅痛，欲吐不吐，欲泻不泻，躁乱，愦愦无奈，俗名"搅肠沙"者是也。……刺委中穴并十指头出血亦好。"万全《万氏家传保命歌括·霍乱》："干霍乱者，忽然心腹胀满，绞刺疼痛，蛊毒烦冤，欲吐不吐，欲利不利，状若心灵所附，顷刻之间，便致闷绝，俗名"绞肠沙"者是也宜用吐法、刺法、灸法。……刺法：委中两穴，以冷水，手指起青，三棱针刺，去紫黑血，效。"

至清代，刮痧疗法大为盛行，如清人王庭记述其家乡的情况说："无何，则吾乡挑痧之法盛行矣。先是乡人有粪秽感痧，例用钱物蘸油而刮，及此多用挑。然行之大都妇人，以故为名医者不道。"在此基础上，古代医家对痧症的研究终于在清代取得了突破性进展，其主要标志就是出现了第一部痧症研究的专著——郭志邃撰于康熙初期的《痧胀玉衡》，该书对痧症的病源、流行、表现、分类与刮痧方法、工具以及综合治疗等方面都做了较为详细的论述，如记载刮痧法："其治之大略有两法焉，如痧在肌肤者，刮之而愈；痧在血肉者，放之而愈，此二者，皆其痧之浅焉者也，虽重亦轻，若夫痧之深而重者，胀塞肠胃，壅阻经络，直攻乎少阴心君，非悬命于斯须，即将危于旦夕，扶之不起，呼之不应，即欲刮之放之，而痧胀之极，已难于刮放矣。……则刮放之外，又必用药以济之。"该书不但奠定了痧症研究的理论基石，而且总结了痧症临证治疗的丰富经验，因而对后世有较大的影响。吴尚先《理瀹骈文》是一部外治法的专著，总结了不少刮痧疗法的运用，如治疗伤寒发斑："发斑用铜钱於胸背四肢刮透，即于伤处用蛋滚擦。"治疗阴痧、阳痧："阴痧腹痛、手足冷，灯火爆身上红点。阳痧腹痛、手足暖，以针刺十指尖、臂上肥弯、紫筋出血；或用盐擦手足心，莫妙少磁调羹蘸香油刮背。盖五脏之系咸在背，刮之则邪气随降，病自松解。"陈修园《陈修园医书七十二种》中有《急救异痧奇方》、《吊脚痧方论》、《烂喉痧辑要》、《喉痧正义》等。此外，清代编撰刊行的痧病专著不下 20 余部，主要者如王凯的《痧症全书》3 卷（1686）、沈金鳌的《痧胀燃犀照》2 卷（1821）、孙玘的《痧症汇要》4 卷（1821）、佚名的《痧症旨微集》1 卷（1852）、夏云集的《保赤推拿法》1 卷（1885）、陆乐山的《养生镜》1 卷（1905）等。

新中国成立后，1960 年人民卫生出版社出版了江静波先生著的《刮痧疗法》一书，开创了现代研究刮痧之先河，将刮痧、放痧、拍法等以"刮痧"概之，使刮痧由原来局限的"痧病"和"出痧"走上了学术论坛，为之名正。九十年代以来，在全球回归自然疗法的热潮中，刮痧疗法比肩成势，有多部著作面世，如吕季儒的《吕教授刮痧健康法》，王敬、杨金生的《中国刮痧健康法》，张秀勤、郝万山的《全息刮痧法》，侯志新的《经络微针穴区刮痧法》，孔垂成的《中医现代刮痧教程》等十余部。这些著作的特征有三："在理论上，由经验刮痛发展成为中医针灸经络理论指导，循经走穴，内症外治的辨证刮痧；在实践中，扩大了刮痧疗法的应用范围，由原来的治疗痧病发展到内外妇儿等科近400种病症，并涉及到消除疲劳、减肥、养颜养容等养生保健领域；在机理研究上，从活血化瘀、免疫调节、改善新陈代谢等方面进行钻研。"如今保健刮痧又被国家劳动和社会保障部列为职业劳动技能，并制定保健刮痧师国家职业标准，编写《保健刮痧师》国家职业资格培训教程。

总之，刮痧疗法发展到现在，已由原来粗浅、直观、单一的经验疗法，上升到有系统中医理论指导、有完整手法和改良工具、适应病种广泛的自然疗法之一。它已不仅仅是仍然流行于民间的特色疗法，也是当今医疗机构针对骨关节疼痛性疾病的常用治疗方法，做为非药物外治法的刮痧疗法，源于古代，盛于明清，如今，正以崭新的面貌为广大民众的健康服务。

第二节　刮痧技术

（一）器具种类与特点

1. 按材质分类

（1）水牛角刮痧板　用天然水牛角加工制成，具有清热、解毒、化瘀、消肿的作用。

（2）砭石刮痧板　用特殊的砭石加工制成，具有镇静、安神、祛寒的作用。

（3）陶瓷刮痧板　用陶瓷材料烧制而成，具有耐高温、防静电的作用。

（4）玉石刮痧板　用玉石材料加工而成，具有清热、润肤、美容的作用。

2. 按形状分类

（1）椭圆形刮痧板　呈椭圆形或月圆形，边缘光滑，宜用于人体脊柱双侧、腹部和四肢肌肉较丰满部位刮痧。

（2）方形刮痧板　一侧薄而外凸为弧形，对侧厚而内凹为直线形，呈方形，宜用于人体躯干、四肢部位刮痧。

（3）缺口形刮痧板　边缘设置有缺口，以扩大接触面积，减轻疼痛，宜用于手指、足趾、脊柱部位刮痧。

（4）三角形刮痧板　呈三角形，棱角处便于点穴，宜用于胸背部肋间隙、四肢末端部位刮痧。

（5）梳形刮痧板　呈梳子状，可以保护头发，宜用于头部刮痧。

（二）技术原理

用特制的器具，依据中医经络腧穴理论，在体表进行相应的手法刮拭，以防治疾病的方法。

（三）适应证与禁忌证

1. 刮痧适应证

（1）内科疾病　头痛、头晕、失眠、发热、胃痛、腹痛、便秘、腹泻、中暑、痹症、痿证、面瘫、哮喘、中风后遗症、胁痛、呃逆、疲劳、肥胖等。

（2）外科疾病　落枕、颈痛、肩痛、背痛、腰痛、腿痛、膝关节痛、足跟痛、静脉曲张等。

（3）妇科疾病　痛经、月经不调、带下病、闭经等。

（4）皮肤科疾病　黄褐斑、痤疮、荨麻疹等。

（5）五官科疾病　耳鸣、耳聋、牙痛、咽喉肿痛、急性鼻炎等。

2. 刮痧禁忌证

（1）严重心脑血管疾病，肝、肾功能不全等疾病出现浮肿者。

（2）有出血倾向的疾病，如严重贫血、血小板减少性紫癜、白血病、血友病等。

（3）感染性疾病，如急性骨髓炎、结核性关节炎、传染性皮肤病、皮肤疖肿包块等。

（4）急性扭挫伤、皮肤出现肿胀破溃者。

（5）刮痧不配合者，如醉酒、精神分裂症、抽搐等。

（6）特殊部位，如眼睛、口唇、舌体、耳孔、鼻孔、乳头、肚脐、前后二阴以及大血管显现处等部位，孕妇的腹部、腰骶部。

（四）操作步骤与要求

1. 用物准备

（1）治疗盘、刮痧板（牛角类、砭石类等刮痧类板），介质（刮痧油、清水、润肤乳等），毛巾，卷纸，（必要时备）浴巾、屏风等（图4-1）。

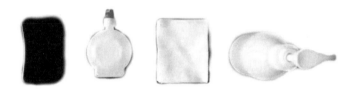

图4-1 刮痧技术用物准备

（2）操作部位选取与准备 刮痧时选取适当的刮痧部位，以经脉循行和病变部位为主，常刮部位有头、颈、肩、背、腰及四肢等。施术部位应尽量暴露，便于操作。

（3）受术者体位准备 根据病症特点、刮痧部位和受术者体质等方面，选择受术者舒适持久、施术者便于操作的治疗体位。常用的刮痧体位：坐位、半坐卧位、扶持站位、仰卧位、俯卧位、侧卧位。

（4）操作环境准备 刮痧室内应保持整洁卫生，温度适中，以受术者感觉舒适为宜。

2. 器具消毒准备

（1）刮痧板 刮痧板使用后应及时消毒，不同材质的刮痧板应用不同的消毒方法。

①水牛角刮痧板宜用1∶1000的新洁尔灭或75%医用乙醇或0.5%的碘伏进行擦拭消毒。

②砭石、陶瓷、玉石刮痧板还可高温、高压或煮沸消毒。

（2）部位 刮痧部位应用热毛巾，或一次性纸巾，或75%乙醇棉球，或生理盐水棉球进行清洁或消毒。

（3）施术者 施术者双手应用肥皂水或洗手消毒液清洗干净，或用75%

乙醇棉球擦拭清洁。

3. 刮痧方法

（1）握持刮痧板方法　根据所选刮痧板的形状和大小，使用便于操作的握板方法。一般为单手握板，将刮痧板放置掌心，由拇指和食指、中指夹住刮痧板，无名指和小指紧贴刮痧板边角，从刮痧板的两侧和底部三个角度固定刮痧板。刮痧时利用指力和腕力调整刮痧板角度，使刮痧板与皮肤之间夹角约45°，以肘关节为轴心，前臂做有规律的移动（图4-2）。

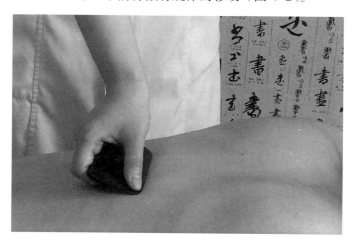

图4-2　刮痧技术——握持刮痧板方法

（2）涂抹刮痧介质　取适量刮痧介质，置于消毒后的拟刮拭部位，用刮痧板涂抹均匀。

（3）刮痧的次序　选择刮痧部位顺序的总原则为先头面后手足，先背腰后胸腹，先上肢后下肢，逐步按顺序刮痧。全身刮痧者，顺序为头、颈、肩、背腰、上肢、胸腹及下肢；局部刮痧者，如颈部刮痧顺序为头、颈、肩、上肢；肩部刮痧顺序为头、颈、肩上、肩前、肩后、上肢；背腰部刮痧顺序为背腰部正中、脊柱两侧、双下肢。

（4）刮痧的方向　总原则为由上向下、由内向外，单方向刮拭，尽可能拉长距离。头部一般采用梳头法，由前向后，或采用散射法，由头顶中心向四周；面部一般由正中向两侧，下颌向外上刮拭；颈肩背腰部正中、两侧由上向下，肩上由内向外，肩前、肩外、肩后由上向下；胸部正中应由上向下，肋间则应由内向外；腹部则应由上向下，逐步由内向外扩展；四肢宜向末梢方向刮拭。

（5）刮痧的时间　刮痧的时间包括每次治疗时间、刮痧间隔和疗程：

①每个部位一般刮拭 20 ～ 30 次，通常一名受术者选 3 ～ 5 个部位；局部刮痧一般 10 ～ 20 分钟，全身刮痧宜 20 ～ 30 分钟；

②两次刮痧之间宜间隔 3 ～ 6 天，或以皮肤上痧退、手压皮肤无痛感为宜，若刮痧部位的痧斑未退，不宜在原部位进行刮拭；

③急性病痊愈为止，一般慢性病以 7 ～ 10 次为一疗程。

（6）刮痧的程度　刮痧的程度包括刮拭的力量强度和出痧程度：

①刮痧时用力要均匀，由轻到重，先轻刮 6 ～ 10 次，然后力量逐渐加重，尤其是经过穴位部位，以受术者能够耐受为度，刮拭 6 ～ 10 次后，再逐渐减力，轻刮 6 ～ 10 次。每个部位刮拭约 20 ～ 30 次，使受术者局部放松，有舒适的感觉为宜。

②一般刮至皮肤出现潮红、紫红色等颜色变化，或出现粟粒状、丘疹样斑点，或片状、条索状斑块等形态变化，并伴有局部热感或轻微疼痛。对一些不易出痧或出痧较少的受术者，不可强求出痧。

4. 刮痧手法

（1）按力量大小分类

①轻刮法　刮痧时刮痧板接触皮肤下压刮拭的力量小，被刮者无疼痛及其他不适感觉。轻刮后皮肤仅出现微红，无瘀斑。此法宜用于老年体弱者以及辨证属于虚证的受术者。

②重刮法　刮痧时刮痧板接触皮肤下压刮拭的力量较大，以受术者能承受为度。此法宜用于腰背部脊柱双侧、下肢软组织较丰富处、青壮年体质较强者以及辨证属于实证、热证的受术者。

（2）按移动速度分类

①快刮法　刮拭的频率在 30 次 / 分以上。此法宜用于体质强壮者，主要用于刮拭背部、四肢以及辨证属于急性、外感病症的受术者。

②慢刮法　刮拭的频率在 30 次 / 分以内。此法宜用于体质虚弱者，主要用于刮拭头面部、胸部、腹部、下肢内侧等部位以及辨证属于慢性、体虚内伤病症的受术者。

③颤刮法　用刮痧板的边角与体表接触，向下按压，并做快速有节奏的

颤动，100 次 / 分以上；或在颤动时逐渐移动刮痧板。此法宜用于痉挛性疼痛的病症，如胁痛、胃痛、小腹痛和小腿抽筋等。

（3）按刮拭方向分类

①直线刮法　又称直板刮法。用刮痧板在人体体表进行有一定长度的直线刮拭。此法宜用于身体比较平坦的部位，如背部、胸腹部、四肢部位。

②弧线刮法　刮拭方向呈弧线形，刮拭后体表出现弧线形的痧痕，操作时刮痧方向多循肌肉走行或骨骼结构特点而定。此法宜用于胸背部肋间隙、肩关节和膝关节周围等部位。

③逆刮法　指与常规的刮拭方向相反，从远心端开始向近心端方向刮拭。此法宜用于下肢静脉曲张、下肢浮肿受术者或按常规方向刮痧效果不理想的部位。

④旋转法　刮痧时做有规律的顺时针、逆时针方向旋转刮拭，力量适中，不快不慢，有节奏感。此法宜用于腹部肚脐周围、女性乳房周围和膝关节髌骨周围。

⑤推刮法　刮痧时，刮拭的方向与施术者站立位置的方向相反。如施术者在受术者的右侧前方，刮拭左侧颈肩部时，宜采用此法。

（4）按刮痧板接触体表部位分类

①摩擦法　将刮痧板与皮肤直接紧贴，或隔衣布进行有规律的旋转移动，或直线式往返移动，使皮肤产生热感。此法宜用于麻木、发凉或绵绵隐痛的部位，如肩胛内侧、腰部和腹部；也可用于刮痧前，使受术者放松。

②梳刮法　使用刮痧板或刮痧梳从前额发际处及双侧太阳穴处向后发际处做有规律的单方向刮拭，刮痧板或刮痧梳与头皮呈 45°角，动作宜轻柔和缓，如梳头状，故名梳刮法。此法宜用于头痛、头晕、疲劳、失眠和精神紧张等病症。

③点压法　又称点穴手法。用刮痧板的边角直接点压穴位，力量逐渐加重，以受术者能承受为度，保持数秒后快速抬起，重复操作 5 ～ 10 次。此法宜用于肌肉丰满处的穴位，或刮痧力量不能深达，或不宜直接刮拭的骨骼关节凹陷部位，如环跳穴、委中穴、犊鼻穴、水沟穴和背部脊柱棘突之间等。

④按揉法　刮痧板在体表经络穴位处作点压按揉，即点下后做往返来回或顺逆旋转按揉。操作时刮痧板应紧贴皮肤而不移动，每分钟按揉 50 ～ 100

次。此法宜用于太阳穴、曲池穴、足三里穴、内关穴、太冲穴、涌泉穴、三阴交穴等穴位。

⑤角刮法　使用角形刮痧板或使刮痧板的棱角接触皮肤，与体表成45°角，自上而下或由里向外刮拭。手法要灵活，不宜生硬，避免用力过猛而损伤皮肤。此法宜用于四肢关节、脊柱双侧经筋部位、骨突周围、肩部穴位，如风池、内关、合谷、中府等穴位。

⑥边刮法　将刮痧板的长条棱边与体表接触成45°角进行刮拭。此法宜用于对大面积部位的刮拭，如腹部、背部和下肢等。

（5）面部常用手法

①平抹法　刮痧板平面接触皮肤，使用腕力作单方向刮拭，也可以双手持板向两侧刮拭。注意手法平稳、力量均匀、移动平滑。此法宜用于面部的额部、颧部以及颈部等。

②平推法　刮痧板与体表形成5°～15°角，单方向推动皮肤。可单手持板，推动过程中用另一只手固定被推皮肤，或双手持板，用另一板压住皮肤，防止牵拉皮肤。注意手法柔和、力量一致。此法宜用于面部的额部以及颈部等。

③平压法　用刮痧板的端面或平面接触皮肤，一压一松，宜连续压4～6次。此法手法特点是着力即起、压而不实、力到即止，与点压法不同。此法宜用于区域较小、不适合刮拭的穴区，如迎香、四白等穴周围。

（6）刮痧特殊手法

①弹拨法　用刮痧板的边角在人体肌腱、经筋附着处或特定的穴位处，利用腕力进行有规律的点压、按揉，并迅速向外弹拨，状如弹拨琴弦，故名弹拨法。操作时手法轻柔，力量适中，速度较快，每个部位宜弹拨3～5次。此法宜用于治疗骨关节、韧带等处的疼痛。

②拍打法　又称击打法、叩击法。握住刮痧板一端，利用腕力或肘部关节之活动，使刮痧板另一端平面在体表上进行有规律的击打，注意速度均匀，力度和缓。此法宜用于腰背部、前臂、腘窝及其以下部位。

③双刮法　又称双板刮痧法。双手各握一板，双手交替刮拭，或同时刮拭。双手均匀用力，平稳操作。此法宜用于脊柱双侧和双下肢。

④揪痧法　又称扯痧法、挤痧法。五指屈曲，用食指、中指的第二指节或食指、大拇指夹持施术部位，把皮肤与肌肉揪起或牵扯特定部位，迅速用

力向外滑动再松开，一揪一放，直到皮肤出现紫红色或瘀点。此法宜用于头面部的印堂穴、颈部天突穴和背部夹脊穴等部位。

5. 施术后处理

（1）刮痧后应用干净纸巾、毛巾或消毒棉球将刮拭部位的刮痧介质擦拭干净。刮痧过程中产生的酸、麻、胀、痛、沉重等感觉，均属正常反应。刮痧后皮肤出现潮红、紫红色等颜色变化，或出现粟粒状、丘疹样斑点，或片状、条索状斑块等形态变化，并伴有局部热感或轻微疼痛，都是刮痧的正常反应，数天后即可自行消失，一般不需进行特殊处理。刮痧结束后，最好饮一杯温开水，休息 15 ～ 20 分钟即可。

（2）刮痧后异常情况的处理　若出现头晕、目眩、心慌、出冷汗、面色苍白、恶心欲吐，甚至神昏晕倒等晕刮现象，应立即停止刮痧，使受术者呈头低脚高平卧位，饮用一杯温开水或温糖水，并注意保温，或用刮痧板点按受术者百会、人中、内关、足三里、涌泉等穴位。

（五）注意事项

1. 刮痧治疗时应注意室内保暖，尤其是在冬季应避免感受风寒；夏季刮痧时，应避免风扇、空调直接吹刮拭部位。

2. 刮痧后不宜即刻食用生冷食物，出痧后 30 分钟以内不宜洗冷水澡。

3. 年迈体弱、儿童、对疼痛较敏感的受术者宜用轻刮法刮拭。

4. 凡肌肉丰满处（如背部、臀部、胸部、腹部、四肢）宜用刮痧板的横面（薄面、厚面均可）刮拭。对一些关节处、四肢末端、头面部等肌肉较少、凹凸较多的部位宜用刮痧板的棱角刮拭。

5. 下肢静脉曲张或下肢肿胀者，宜采用逆刮法，由下向上刮拭。

1. 肺炎

李某，女，68 岁。

主诉　发热 3 天，伴咳嗽 1 天。

现病史 受术者3天前受凉后出现怕冷，晚上测体温38.7℃，轻微乏力。自服连花清瘟和北豆根后稍有好转。清晨复测体温37.6℃，遂至发热门诊就诊。胸片示肺部感染，查血常规+CRP：CRP：11.7mg/L、WBC：7.94×10⁹/L、HGB：141g/L、PLT：201×10⁹/L、NEUT：80.7%。现体温38.5℃，咳嗽，咳痰，色白、量少、质粘难咳，微恶寒，纳可，眠可，二便调。近期无明显体重变化。

查体 舌红，苔薄白，脉浮数。

既往史 既往体健。

中医诊断 风温肺热病（风热犯肺证）。

西医诊断 肺炎。

治则治法 辛凉解表，宣肺泄热。

操作部位 督脉、膀胱经等。

操作穴位 风池穴、大椎穴、肺俞穴、脾俞穴等。

操作步骤

（1）快刮法 快刮法刮拭督脉、膀胱经，刮拭频率在每分钟30次以上。

（2）点穴法 边角直接点压风池穴，力量逐渐加重，以受术者承受为度，保持数秒后快速抬起，重复操作5～10次。

（3）按揉法 按揉风池穴，操作时刮痧板应紧贴皮肤不滑动，每分钟按揉50～100次。

（4）慢刮法 刮拭颈、背部的督脉、膀胱经，刮拭频率在每分钟30次以内。

（5）按揉法 慢刮法刮拭颈、背部的督脉、膀胱经，按揉大椎穴、肺俞穴、脾俞穴，操作时刮痧板应紧贴皮肤不滑动，每分钟按揉50～100次。

（6）3天1次，3次为1疗程。

健康宣教

（1）刮痧后避免感受风寒，饮一杯温开水。

（2）刮痧后不宜即刻食用生冷食物。

（3）刮痧出痧后30分钟以内不宜洗冷水澡。

效果评价

体温	刮痧后 30分钟	刮痧后 1小时	刮痧后 2小时	刮痧后 4小时	刮痧后 12小时
	38.7℃	38.2℃	38℃	37.6℃	36.8℃

2. 便秘，混合痔

刘某，男，65岁。

主诉 大便困难、便后肛内有物脱出10年。

现病史 患者10年来大便难解，2～3日一解，便后肛内有物脱出，脱出物需用手回纳，伴喷射状便血，量多，色鲜红，时有肛门坠胀感及排便不尽感，时有肛周潮湿瘙痒感。现便后肛内有物脱出，脱出物需用手回纳，伴喷射状便血，量多，色鲜红，时有肛门坠胀感及排便不尽感，时有肛周潮湿瘙痒感，大便2～3日一解，小便可，食纳可，眠可。

查体 肛门镜检查，截石位在3、6、7、9、11点齿线上直肠黏膜隆起，表面色暗红，无出血及糜烂，并于齿线下相应部位皮肤连为一体。截石位7点齿线处可见1枚三角形突起。舌质红，苔黄腻，脉弦滑。

既往史 高血压病史2年，服用降压药，血压控制可。

中医诊断 便秘，混合痔（湿热下注证）。

西医诊断 便秘，混合痔。

治则治法 清热利湿，活血消肿。

操作部位 督脉、膀胱经、足阳明胃经、足太阳脾经等。

操作穴位 大肠俞穴、天枢穴、大横穴等。

操作步骤

（1）快刮法 快刮法刮拭督脉、膀胱经，足阳明胃经、足太阳脾经，刮拭频率在每分钟30次以上。

（2）慢刮法 刮拭背部的督脉腰阳关穴至长强穴，至潮红或出痧，刮拭频率在每分钟30次以内。

（3）慢刮法 刮痧背部膀胱经腰骶段，刮拭频率在每分钟30次以内。

（4）按揉法 慢刮法刮拭背部膀胱经时，按揉大肠俞穴，操作时刮痧板应紧贴皮肤不滑动，每分钟按揉50～100次。

（5）点穴法 边角直接点压天枢穴、大横穴，力量逐渐加重，以受术者能承受为度，保持数秒后快速抬起，重复操作5～10次。

（6）按揉法 按揉天枢穴、大横穴，操作时刮痧板应紧贴皮肤不滑动，每分钟按揉50～100次。

（7）3天1次，5次为1疗程。

健康宣教

（1）刮痧后避免风寒，可饮一杯温开水。

（2）刮痧后不宜即刻食用生冷食物。

（3）刮痧出痧后30分钟以内不宜洗冷水澡。

效果评价

刮痧后一周每日排便频次

刮痧后 2小时	刮痧后 1天	刮痧后 2天	刮痧后 3天	刮痧后 4天	刮痧后 5天	刮痧后 6天	刮痧后 7天
0次	1次	1次	0次	1次	1次	1次	1次

3. 腰椎间盘突出症

萧某，女，73岁。

主诉 腰部疼痛伴左下肢放射痛10天，加重3天。

现病史 患者10天前因抬重物致腰疼痛，偶见左下肢放射痛。自行予神农镇痛贴外用，自觉症状略有缓解。现腰背部疼痛伴左下肢放射痛，未见头晕头痛，无恶心呕吐，纳眠可，二便调。

查体 腰部生理曲度变直，腰部活动可，腰椎棘突间压痛（＋），棘旁压痛（＋）；双下肢直腿抬高试验：左60°（＋），加强试验（＋）；双下肢无明显水肿，双下肢末梢血运良好。

查体 舌暗紫，苔薄白，脉沉弦。

既往史 既往体健。

中医诊断 腰痛（血瘀气滞证）。

西医诊断 腰椎间盘突出症。

治则治法 行气通络，活血化瘀。

操作部位 督脉、膀胱经、足少阳胆经等。

操作穴位 上髎穴、次髎穴、中髎穴、下髎穴、会阳穴、委中穴、承山穴、环跳穴等。

操作步骤

（1）快刮法 刮拭督脉、膀胱经，足少阳胆经，刮拭频率在每分钟30次以上。

（2）慢刮法　刮背腰部正中，从上向下刮拭背腰部正中督脉循行区域，10～20次为宜。身体消瘦、椎体棘突明显突出者，宜用刮痧板的边角，由上向下依次点压按揉每一个椎间隙3～5次，以局部有酸胀感为宜。

刮背腰部脊柱两侧：从上向下刮拭背腰部脊柱旁开5～10cm的区域，也可以分别刮拭背部膀胱经的两条侧行线，每侧20～30次为宜。

（3）点穴法　刮痧板边角直接点压上髎穴、次髎穴、中髎穴、下髎穴到会阳穴，力量逐渐加重，以受术者承受为度，保持数秒后快速抬起，重复操作5～10次。

（4）快刮法　刮下肢后侧、下肢外侧，刮拭频率在每分钟30次以上。

（5）慢刮法　刮拭下肢后侧膀胱经循行区域，以膝关节为界分上下两段分别刮拭，先从承扶穴开始，经过殷门到委中穴，从委中穴经过承筋穴到承山穴，每段刮拭20～30次为宜。

（6）点穴法　委中穴点压按揉法，承山穴可重刮，量逐渐加重，以受术者承受为度，保持数秒后快速抬起，重复操作5～10次。

（7）慢刮法　刮下肢外侧，用直线刮法，刮拭下肢外侧胆经循行区域，以膝关节为界分上下两段分别刮拭，先从环跳穴开始，经过风市穴到膝阳关穴，然后从阳陵泉穴刮到悬钟穴，每段刮拭20～30次为宜。

（8）点穴法　环跳穴点压按揉，量逐渐加重，以受术者承受为度，保持数秒后快速抬起，重复操作5～10次。

（9）5天1次，7次为1疗程。

健康宣教

（1）刮痧后避免感受风寒，饮一杯温开水。

（2）刮痧后不宜即刻食用生冷食物。

（3）刮痧出痧后30分钟以内不宜洗冷水澡。

效果评价

刮痧后 NRS 评分

刮痧后2小时	刮痧后1天	刮痧后2天	刮痧后3天	刮痧后4天	刮痧后5天	刮痧后6天	刮痧后7天
3	4	3	2	1	1	0	0

附：刮痧技术流程图（图4-3）

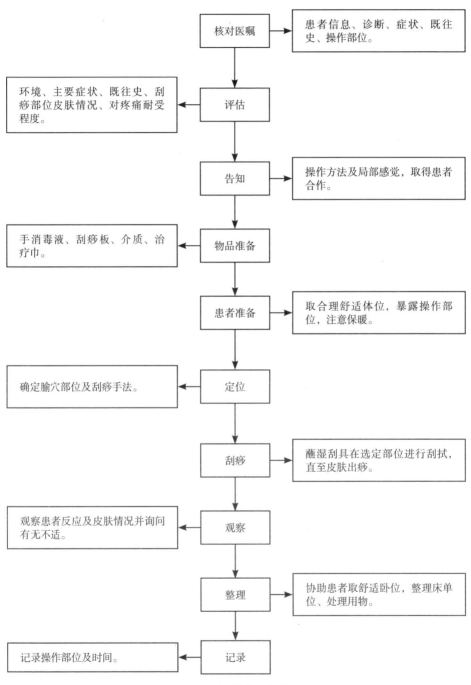

图4-3　刮痧技术流程图

第五章

蜡疗类技术

蜡疗法是利用加热溶解的石蜡作为导热体，将加热的石蜡敷在病变部位，或将病变部位直接浸入蜡液中，使热能传至机体达到治疗作用的临床常用的基本方法。蜡疗在我国有着悠久的历史，是中医治疗疾病的重要方式之一。蜡疗作为传统的中医学外治法，具有调和阴阳、调节脏腑、温通经络、活血化瘀、消肿散结、祛风除湿、行气止痛的功效。

第一节 技术源流

晋代葛洪堪称我国古代的外治法大师，他在《肘后备急方》中记载了很多关于中医外治法的内容，其中包括蜡疗，如在《猘犬咬人方》中载有"蜡疗灌滴法"："火炙蜡，以灌疮中。"陈延之《小品方》载有"疗狐刺方"："以热蜡灌疮中，又烟熏之，令汁出，愈。"这些简单的蜡疗方法，既利用了蜡的温热作用，也利用了蜡的药物作用。

晋代陶弘景在《本草经集注》中，提出应根据蜂蜡加工前后颜色的不同来区分黄蜡和白蜡，云："蜂先以此为蜜跖，煎蜜亦得之，初时极香软，人更煮炼，或少加醋酒，便黄赤，以作烛色为好。今医家皆用白蜡，但取削之，于夏月暴百日许，自然白也。卒用之，烊内水中十余遍，亦白。"说明人们对药用蜡

魏晋南北朝时期

的认识又有提高。另外，南北朝徐之才《徐王方》记载："蛇毒螫伤，以竹筒合疮上，熔蜡池之，效。"所述"竹筒"，也可以算作一种配合的蜡疗器具，这些简单的器具在当时应用是很普遍的。

隋唐五代时期

唐代药王孙思邈在《千金方·虫草部》中记载："玫瑰、薰衣草、蜂蜜融蜡，可为悦己者容。"古人便知将中药的药用成分提炼出来溶于蜡中用于美容领域。刘禹锡《传信方》中记载了一种"缠裹法"："用蜡半斤销之，涂旧绢帛上，随患处大小阔狭，乘热缠脚，须当脚心，便着袜裹之。冷即易，仍贴两手心。"刘氏所述方法类似现代蜡疗中的"蜡布法"，对于缓解脚气病的局部症状，是有一定作用的。此外，《外台秘要》中还载有一种蜡疗器具。

宋元时期

宋代"太医局"设立"疮肿兼折疡科"，元代"太医院"设"十三科"，都载录了下颌关节脱位手法复位后采用蜡疗、热敷等外治法。北宋药学家唐慎微所著《经史证类备急本草》收载了葛洪、孙思邈、刘禹锡用热蜡外治疾病的方法。

明代时期

明代《医林集要》记载有一种"蜡膏法"，云："胫烂疮，用桃、柳、槐、椿、楝五枝，同荆芥煎汤，洗拭净。以生黄蜡摊油纸上，随疮大小贴十层，以帛拴定。三日一洗，除去一层不用，一月痊愈。"中医所说"臁胫烂疮"即下肢溃疡，往往经久不愈，蜡疗可在一定程度上改善局部组织营养，促使疮面愈合。

明代李时珍在《本草纲目》中记载："用蜡二斤，于悉罗中熔，捏作一兜鍪，势可合脑大小，搭头致额，其病立止也。于破伤风湿、暴风身冷、脚上冻疮，均有奇效。""脚上冻疮，浓煎黄蜡涂搽。汤火伤疮，红肿成脓。用麻油四两、当归一两，煎焦去渣，加黄蜡一两搅化，放冷后摊布上贴好，极效。"等，对疾病治疗方法的对于该具体操作以及使用时的适应情况。

清代吴尚先《理瀹骈文》指出："若使皮肤皱揭，蜡润其肌"用于受术者康复，消除疤痕，润肌美容。祁坤撰写《外科大成》也记载有蜡疗具体操作使用方法和使用时的适应情况，并指出：该方法操作简单，易于长期使用。清代官修的《医宗金鉴（外科心法要诀）》书中对蜡疗的操作方法及适应证等均有载述。由上可见，蜡疗治疗疾病有着悠久的历史，因其具有可塑性，能密贴于体表，可与其他中医技术协同进行治疗，效果更佳。此外，根据清代记载蜡中的有效成分还有促进创面上皮再生的作用，如《经验方》中："湖南押衙《颜思退传方》用蜡二斤，盐半斤相和，于鍪罗中熔令相入，捏作一兜鍪，势可合脑大小，搭头至额，其痛立止也。""兜鍪"即是指古代打仗时所戴的头盔，这种"蜡头套法"与现代理疗学中为治疗面部皮肤瘢痕挛缩或神经麻痹所采用的面部涂蜡法非常接近，同样也是利用了蜡的温热作用。

清代时期

清代时期

6. 近现代时期 现代蜡疗技术将中药与蜡疗有机地结合在一起，配合针灸、推拿等中医技术，实现活血、抗炎、祛风除湿、止痛等多重功效，能迅速打通人体经络，将体内的风寒湿邪逼出体外，减轻组织水肿并给予柔和的机械压迫，达到治疗疾病的目的。目前，蜡疗法已广泛运用于诸多疾病治疗护理中，有研究显示，在石蜡中加入不同的组方中药液进行蜡疗能获得更为乐观的效果，此法已经运用于诸多疾病的治疗与护理之中（如肩周炎、腱鞘炎等疾病中），并且取得了一系列的成果。

第二节 蜡疗技术

（一）器具种类与方法

蜡的容量大，导热率低，能阻止热的传导；散热慢，气体和水分不易消失。蜡疗时，其保温时间长达 1 小时以上。蜡具有可塑性，能密贴于体表，可加入一些其他药物协同进行治疗。此外蜡中的有效成分，具有促进创面上皮再生的作用。

现代蜡疗技术是把中药与蜡疗有机地结合在一起，可加强细胞膜通透性，减轻组织水肿，产生柔和的机械压迫作用，使皮肤柔软并富有弹性。改善皮肤营养，加速上皮的生长，有利于创面溃疡和骨折的愈合，此外还具有一定的镇痛解痉作用。石蜡在冷却过程中，体积逐渐缩小，呈现出机械压迫作用，既可防止组织内淋巴液和血液渗出，又能促进渗出物的吸收，达到消除肿胀、加深温热、松解黏连、软化瘢痕作用。石蜡所含有的化学成分可刺激上皮组织生长、防止细菌繁殖、有利于皮肤表浅溃疡和创面的愈合。

（二）技术原理

蜡疗技术是将加热熔解的蜡制成蜡块、蜡垫、蜡束等形状敷贴于患处，或将患部浸入熔解后的蜡液中，利用加热熔解的蜡作为热导体，使患处局部组织受热，从而达到活血化瘀、温通经络、祛湿除寒的目的。

（三）适应证与禁忌证

1. 适应证 适用于各种急慢性疾病引起的疼痛症状；创伤后期治疗，如软组织大范围挫伤、关节扭伤、骨折复位后等；非感染性炎症所致的关节功能障碍，如关节强直、挛缩等。

2. 禁忌证 局部皮肤有创面或溃疡者、体质衰弱、高热者、急性化脓性炎症、肿瘤、结核、脑动脉硬化、心肾功能衰竭、有出血倾向及出血性疾病、有温热感觉障碍以及婴幼儿禁用蜡疗技术。

（四）操作步骤与要求

1. 施术前准备

（1）用物准备 治疗盘、（备好的）蜡、保鲜膜、纱布、量杯、治疗盘（搪瓷或铝制）、塑料布、棉垫、绷带或胶布、测温仪（温度计）、一次性中单、快速手消毒液，（必要时备）屏风、毛毯、小铲刀、排笔、毛巾等（图5-1）。

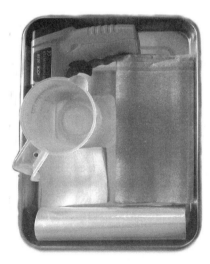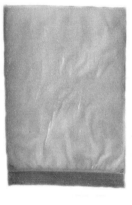

图 5-1 蜡疗技术用物准备

（2）操作部位选取与准备 应根据病症选取适当的治疗部位。

（3）受术者体位准备 根据实际情况，选择受术者舒适体位，如端坐位、俯卧位、仰卧位或术者便于操作的治疗体位。

（4）操作环境准备　应注意环境清洁、卫生，避免污染，温、湿度适宜。

2.蜡疗方法

（1）蜡饼法　将加热后完全熔化的蜡液倒入治疗盘，厚度2～3cm，冷却至初步凝结成块时（表面温度45～50℃），用小铲刀将蜡饼取出，敷贴于治疗部位。初始时，让受术者感受温度是否适宜，5～10分钟能耐受后用绷带或胶布固定，外包塑料布与棉垫保温，30～60分钟后取下。

（2）刷蜡法　熔化的蜡液冷却至55～60℃时，用排笔蘸取蜡液快速、均匀地涂于治疗局部，使蜡液在皮肤表面冷却凝成一层蜡膜；如此反复涂刷，使在治疗部位形成厚度0.5～1cm的蜡膜，外面再覆盖一块蜡饼，或者用塑料布及棉垫包裹保温，30～60分钟后取下。

（3）浸蜡法　常用于手足部位。熔化的蜡液冷却至55～60℃时，在手足部位先涂薄层蜡液，待冷却形成保护膜；再将手足反复迅速浸蘸蜡液，直至蜡膜厚达0.5～1cm成为手套或袜套样；然后将手足持续浸于蜡液中，10分钟左右取下蜡膜。

（4）蜡袋法　将熔化后的蜡液装入耐热的塑料袋内，排出空气封口。使用时需采用热水浸泡加热，蜡液处于半融化状态，以受术者能耐受的温度为宜，敷于治疗部位，30～60分钟后取下（图5-2）。

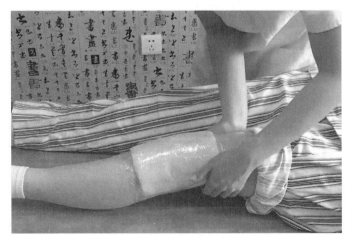

图5-2　蜡疗技术—蜡袋法

（5）操作过程中，观察受术者局部皮肤情况，询问有无不适感。防止蜡液流出。

（6）操作结束后，协助受术者清洁局部皮肤，整理衣物，安置舒适体位。

（五）注意事项

1. 准确掌握蜡温，涂抹均匀，不能用力挤压。待蜡充分凝固后方可敷上。

2. 蜡疗部位每次不超过3个，操作时间一般为30～60分钟。

3. 当受术者皮肤发红或出现过敏现象，应立即停止操作，并及时报告医生。

4. 操作后休息半小时，注意防寒保暖。

1. 类风湿关节炎

郝某，女，62岁。

主诉　四肢多关节肿痛30年余，加重半月余。

现病史　患者自诉30年余前无明显诱因出现四肢多关节肿痛，影响一般活动，当此医院诊断为类风湿关节炎。给予抗风湿药物治疗，此后多次因病情反复，在外院及我院调整治疗方案。半月余前症状加重，现为进一步治疗入院。现四肢关节对称性疼痛，累及肩关节、肘关节、掌指关节、近端指间关节、髋关节、膝关节，双手疼痛尤甚，压痛明显，局部皮温升高，纳眠可，二便调。

查体　四肢多关节肿胀、压痛（+），皮温升高。舌淡暗，苔白腻，脉沉细。

既往史　既往高同型半胱氨酸血症病史、肺大疱、既往骨质疏松病史10年。

中医诊断　尪痹（肝肾亏虚、痰瘀痹阻证）。

西医诊断　类风湿关节炎，骨质疏松症，高同型半胱氨酸血症，肺大疱。

治则治法　补益肝肾、活血化瘀、化痰通络。

操作部位　双手。

操作穴位 阿是穴。

操作步骤

（1）将熔化好的蜡液装入自封袋内，排出空气并封口。

（2）协助受术者取合理体位。

（3）暴露蜡疗部位，注意保护隐私及保暖。

（4）选取双手进行操作。

（5）使用温度计测量蜡袋的温度（表面温度 40 ~ 45℃为宜）。

（6）将蜡袋敷于双手处。

（7）用保鲜膜包裹固定，30 ~ 60 分钟后取下。

（8）每日 1 次，10 次为 1 疗程。

健康宣教

（1）居室环境 宜温暖向阳、通风、干燥，避免寒冷刺激。每日适当晒太阳，用温水洗漱，坚持热水泡足。

（2）饮食指导 宜食补益肝肾的食品，如甲鱼、山药、枸杞、鸭肉、鹅肉、芝麻、黑豆等；宜食活血化瘀的食品，如山楂、桃仁；宜食清化痰湿的食品，如陈皮、薏苡仁、绿豆等。食疗方：薏苡仁桃仁汤、山药薏苡仁粥等。

（3）情志调理 多交流沟通，多听音乐，家属多陪伴，给予情感支持。

（4）康复指导 保持关节的功能位，并在医护人员指导下做康复运动，活动量应循序渐进的增加，避免突然剧烈活动。病情稳定后进行关节功能锻炼，如捏核桃、握力器、手指关节操等，锻炼手指关节功能。

效果评价

治疗时间	VAS 评分
治疗前	6
第 5 次治疗后	4
第 10 次治疗后	2

2. 骨关节炎

宋某，女，64 岁。

主诉 双膝关节疼痛反复发作 5 年，加重 3 天。

现病史 患者 2015 年无明显诱因出现双膝关节疼痛，活动后加重，休息后缓解。双侧膝 X 线片提示关节退行性变，考虑骨关节炎诊断，3 天前患者受凉后出现疼痛加重，现为进一步治疗入院。现双膝关节疼痛，屈伸受限，上下楼梯困难，怕冷，食纳可，二便调，眠差。

既往史 既往体健。

查体 双膝关节轻度肿胀、压痛（＋）。舌淡暗，苔白腻，脉弦滑。

中医诊断 骨痹（肝肾亏虚、寒湿痹阻证）。

西医诊断 骨关节炎。

治则治法 补益肝肾、散寒祛湿、通络止痛。

操作部位 双膝。

操作穴位 内外膝眼穴、阿是穴。

操作步骤

（1）将熔化好的蜡液装入自封袋内，排出空气并封口。

（2）协助受术者取合理体位。

（3）暴露蜡疗部位，注意保护隐私及保暖。

（4）选取双膝部位进行操作。

（5）使用温度计测量蜡袋的温度（表面温度 40～45℃为宜）。

（6）将蜡袋敷于双膝处。

（7）用保鲜膜包裹固定，30～60 分钟后取下。

（8）每日 1 次，10 次为 1 疗程。

健康宣教

（1）生活起居 宜温暖向阳、通风、干燥，避免寒冷刺激；每日坚持温水洗漱、温水泡足；每日保证充足睡眠，忌熬夜，有利于肝脏修复；适当控制体重，减轻关节负重；每日适当晒太阳，增加户外活动，日光照射，防止骨质疏松。

（2）饮食指导 宜食补益肝肾，强筋健骨的食品，如黑豆、黑芝麻、羊肉、韭菜等；宜食温经散寒的食品，如薏苡仁、羊肉、干姜等。

（3）情志调理 指导受术者采用五音疗法、深呼吸、锻炼身体等方式转移注意力，舒缓不良情绪。

（4）康复指导 双膝关节病变为主者，可骑自行车、游泳、散步等运动；

活动时动作应轻柔、缓慢，避免剧烈活动，注意关节保暖，避免寒凉刺激，可配合使用辅助用具，如腰围、护膝、手杖等，减轻关节的负重。

效果评价

治疗时间	VAS 评分
治疗前	5
第 5 次治疗后	3
第 10 次治疗后	2

附：蜡疗技术流程图（图 5-3）

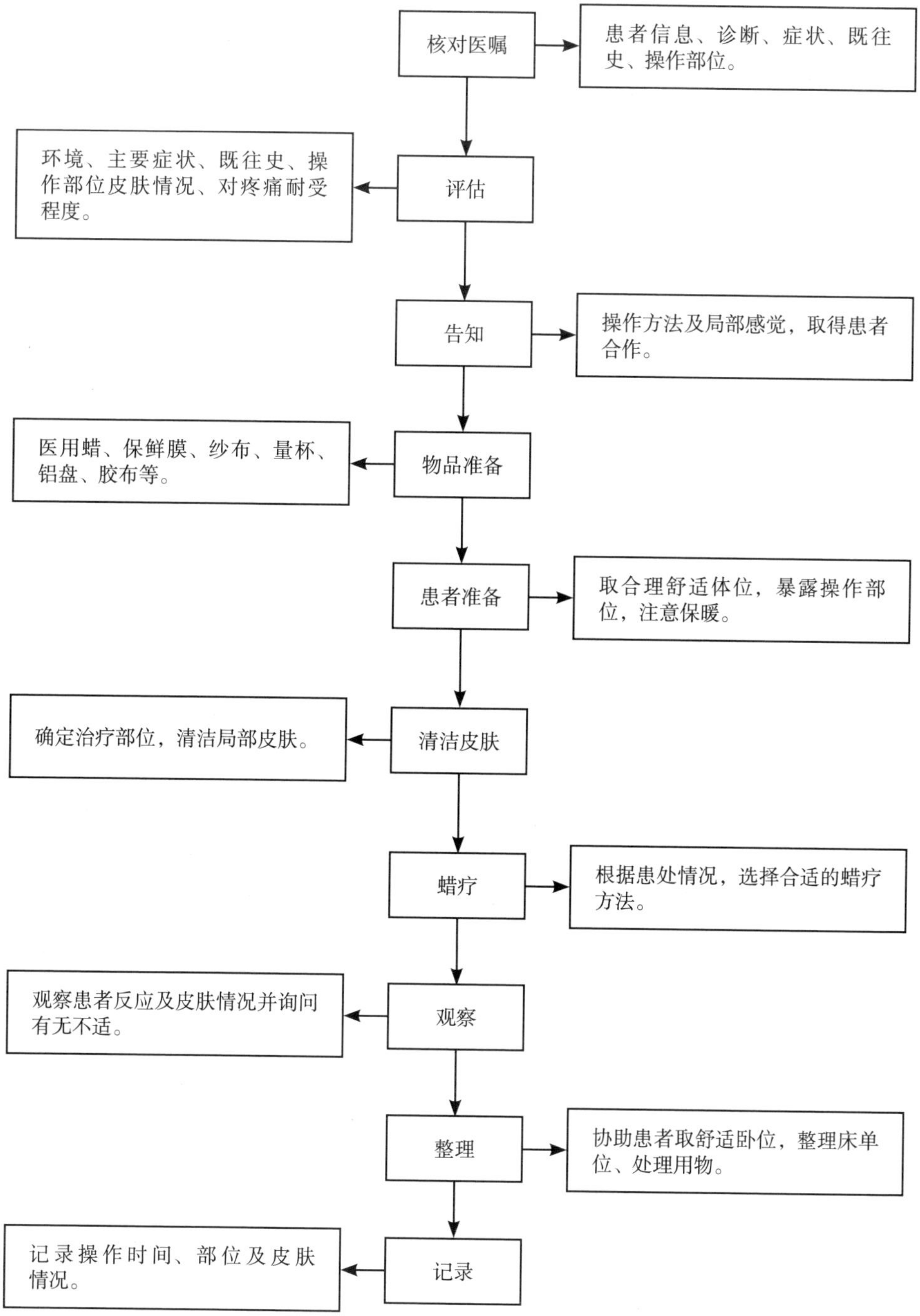

```
                    核对医嘱  ────→  患者信息、诊断、症状、既往
                        │              史、操作部位。
                        ↓
环境、主要症状、既往史、操  ←── 评估
作部位皮肤情况、对疼痛耐受
程度。                      │
                        ↓
                      告知  ────→  操作方法及局部感觉，取得患者
                        │            合作。
                        ↓
医用蜡、保鲜膜、纱布、量杯、 ←── 物品准备
铝盘、胶布等。
                        │
                        ↓
                    患者准备  ────→  取合理舒适体位，暴露操作部
                        │              位，注意保暖。
                        ↓
确定治疗部位，清洁局部皮肤。 ←── 清洁皮肤
                        │
                        ↓
                      蜡疗  ────→  根据患处情况，选择合适的蜡疗
                        │            方法。
                        ↓
观察患者反应及皮肤情况并询问 ←── 观察
有无不适。
                        │
                        ↓
                      整理  ────→  协助患者取舒适卧位，整理床单
                        │            位、处理用物。
                        ↓
记录操作时间、部位及皮肤    ←── 记录
情况。
```

图 5-3 蜡疗技术流程图

推拿类技术

推拿，古称"按跷""跷引""案扤"等，属于中医外治疗法范畴，是中医学伟大宝库的重要组成部分。经过不断的发展创新，现代推拿以中医脏腑经络学说为理论基础，结合西医的解剖知识和病理诊断，使用手法作用于人体体表的特定部位以调节机体的生理、病理状态，而达到理疗的目的。

第一节　技术源流

**先秦与秦汉
时期**

推拿疗法是人类最古老的一门医术之一。远古时期，先人们在肢体冷冻或撞击、扭挫、跌损等引起疼痛或心理受挫需要安慰和交流时，都会不自觉地自己或让同伴搓摩、按揉、抚摩不适部位以抵御寒冷、减轻伤痛和得到宽慰，于是便逐渐认识了推拿的作用，产生了原始的推拿治疗技术。随着人类社会的发展，这些经验动作逐渐由自发的本能行为发展为自觉的医疗手段，再经过不断地总结、提高成为推拿技术。据甲骨卜辞（商代）记载和安阳殷王墓考古发现，殷商时期推拿疗法已作为医疗保健的重要方法在宫廷及民间广泛应用。殷商王朝地处中央（黄河中游地区），对照《黄帝内经·素问·异法方宜论》"导引按跷者，亦从中央出也"可见，殷商时期是推拿疗法发展的重要时期。

长沙马王堆三号墓出土的《五十二病方》是很重要的一部医著，约成书于战国时期。书中推拿治疗病种较为广泛，有腹股沟疝、白癜风、疣、虫咬伤、皮肤瘙痒、冻疮、外伤出血、癃闭等；还有以药摩和膏摩治疗皮肤痛痒、冻疮，以及药巾按摩保健、增加性能力等记载。涉及的按摩手法多样等，主要为摩擦类与挤压类两大类手法，属于较简单的推拿手法。其中以摩法运用记载最多，也是最早的推拿手法；涉及的按摩器具有木椎、铁椎、筑、钱匕、羽毛等，结合器具的手法有筑冲、羽靡、采木椎、和匕揗。小儿推拿的萌芽也是在此时期。先秦至汉朝出现了最早的儿科医生和儿科病历。如《史记·扁鹊仓公列传》中记载有："扁鹊名闻天下……来入咸阳，闻秦人爱小儿，即为小儿医"；"齐王中子诸婴儿小子病，召臣意，切其脉，告曰：气鬲病。病使人烦懑，食不下，时呕沫，病得之少忧，数吒食饮。"同时，《五十二病方》中还记载有"婴儿病痫方"和"婴儿糖方"，是现存最早的小儿推拿方法的文字记载，其中记载了以汤匙边摩拭病变部位治疗小儿惊风抽搐的治疗方法。该法是一种器具按摩法，后世的刮痧疗法应属此类，至今仍常用于小儿感冒、中暑和小儿惊风等病。可见此时期已将推拿用于儿科疾病。

秦汉时期是中医学萌芽的关键时期，中医理论的基本框架和临床治疗学的基本原则均是在此时期构筑和奠定的。《黄帝内经》是我国现存最早，比较全面阐述中医学理论体系的中医经典巨著，成书于秦汉时期。该书中有不少有关推拿的记载，将推拿手法运用到切诊中，以提高诊断疾病的准确性，同时对推拿的治疗作用做了系统总结，概括了推拿行气活血、散寒止痛、疏经通络、退热宁神等作用，并提出推拿治疗具有补泻作用，且注重推拿与针灸、药物等方法的协同配合。该书还记载了马膏膏摩治疗口眼歪斜，以及推拿治疗痹证、痿证、胃痛等多种病证；描述了有关推拿工具"九针"中的"圆针"和"提针"；介绍了推拿治疗的其他适应证及禁忌证；还提出了对推拿按摩人员的选才与考核标准。此外，《黄帝内经》中记载的手法较马王堆三号墓出土的《五十二病方》更加丰富，有按、摩、切、扪、循、拊、弹、抓、推、压、屈、伸、摇等方法，这些方法中以按、摩二法运用最多，据此后世也以按摩作为推拿的统称。

魏晋隋唐时期

魏晋时期，是推拿学发展的重要阶段。葛洪所著《肘后备急方》是此时期重要的著作。该书中记载了诸多治疗急症的外治手段，其中不乏推拿的描述。他在《肘后备急方·卷一》中记载治卒心痛方："闭气忍之数十度，并以手大指按心下宛中穴，取愈。"治卒腹痛方："使患者伏卧，一人跨上，两手抄举其腹，令患者自纵重轻举抄之，令去床三尺便放之，如此二七度止，拈取其脊骨皮，深取痛引之，从龟尾至顶乃止，未愈更为之。"治卒腹痛方所介绍的"拈取其脊骨皮，深取痛引之"的方法，可谓是最早的捏脊法。捏脊法和抄腹法的出现，表明推拿手法逐渐从简单地按压、摩擦，向成熟化方向发展。在此时期，医家注重膏摩的应用，《肘后备急方》首次对汉代以前的膏摩方做了系统总结，历代广为流传的"苍梧道士陈元膏"即出于此，代表性的膏摩方还有裴氏五毒神膏、华佗虎骨膏、莽草膏、蛇衔膏、扁鹊陷水丸、丹参膏等；同期的《刘涓子鬼遗方》亦记载有 14 首膏摩方。

同时，葛洪在《肘后备急方》中首创的指针法、捏脊法、颠簸法等手法如今仍广泛应用于小儿推拿的临床治疗中，现今小儿捏脊流派的形成正是得益于此。

到了隋唐时期，按摩已成为国家医学教育的四大科目之一，隋朝的官方医学校"太医署"设有"按摩博士"，唐代则在隋代建制的基础上，建立了规模更大、设置更加完备的太医署，并在其中设立按摩科，将推拿医生分为按摩博士、按摩师和按摩工三种级别。《新唐书·百官志·第三十八》记载："按摩博士一人，按摩师四人，并从九品下；掌教按摩导引之法，以除疾病，损伤折跌者正之。"按摩科培养的按摩人才，不仅承担临床医疗任务，还负有宫廷保健与指导养生的责任。隋唐时期涌现了大量包含推拿学的著作。唐代蔺道人所著的《理伤续断方》是我国现存最早的骨伤科专著，第一次系统地将推拿手法运用于骨伤科治疗之中，推拿在此时期已成为骨伤病的普遍治疗方法，不仅用于软组织损伤，而且对骨折、脱位。《理伤续断方》中提出的治疗闭合性骨折的四大手法"揣摸、拔伸、搏捺、捺正"，对后世正骨推拿流派的形成和手法治疗在正骨科中重要地位的确立，具有深远意义。在此时期，推拿疗法渗透进内、外、妇、儿诸方面的治疗。《唐六典》提到："按摩可除八疾，风、寒、暑、湿、饥、饱、劳、逸。"并云："凡人肢节脏腑积而疾生，宜导而宣之，使内疾不留，外邪不入。"

据有关史料记载，隋唐以前按摩无成人和小儿之分，但隋代的《诸病源候论》，全书五十卷中几乎每卷都附有按摩法，其中亦包括小儿病专论6卷，共计255候，详细记述了小儿的保育病证。唐代孙思邈所著《备急千金要方》将妇人、少小婴孺诸病例专篇论述，并推崇按摩疗法治疗小儿疾病，并将膏摩应用于防治小儿疾病，包括"鼻塞不通有涕出""心腹热""中客""重古""新生儿不啼"等病证。如"治少小儿腹热，除热……以摩心下"，"治少小新生肌肤幼弱，喜为风邪所中，身体壮热，或中大风，手足惊掣。五物甘草生摩膏方"，"小儿虽无病，早起常以膏摩囟上及手足心，甚避寒风"。《备急千金要方》中还详细介绍了"婆罗门按摩法"和"老子按摩法"这类自我推拿、自我锻炼的方法。在隋唐时期，膏摩也得到了极大的发展，《备急千金要方·卷第七·风毒脚气·膏第五》记载："凡作膏常以破除日……病在外，火炙摩之；病在内，温酒服如枣核许。"指出了膏摩的常规用法，视病位的不同或外摩，或内服，并详述了膏的制作方法；而在《外台秘要》所载膏主要用于外摩，不再是内服与外摩兼用。

隋唐时期也是推拿学对外交流比较活跃的阶段。在医学史中记载，我国推拿从唐代开始传入日本，日本文武天皇大宝二年（公元702年）颁布的"大宝令"，其"按摩科"的编制，就与我国唐代的编制完全相同。与此同时国外的推拿手法经验也被我国所吸收，梁大通元年（公元527年），菩提达摩来中国传道，开创了"一指禅"推拿，在原有推拿手法之上，增加了擦、搓、抖、捻、揉等法。

宋元时期

宋元时期，虽然太医局取消了隋唐以来宫廷教育中设置的按摩科，以按摩命名的专著仅见《宋史·艺文志·按摩法》，但研究这段时期的推拿学发展，我们仍然可以此时期的一些医学著作中找到大量散在的推拿内容。宋代的《圣济总录》对推拿做了理论和应用上的总结与发挥，书中的"大补益摩膏"摩腰补肾，是推拿补虚理论的大胆实践。《圣济总录》还把按摩用于养生保健，书中云："养生法，凡小有不安，必按摩捼捺，令百节通利，邪气得泄"；在骨伤科方面提出对骨折者"急须以手揣搦，复还枢纽"，最后"加以封裹膏摩"。北宋的《太平圣惠方》收集大量的膏摩、药摩方，对摩膏的制备较唐代也有了改进，将膏摩应用向专病发展，对膏摩的部位也有了新的认识。《太平圣惠方》还首次载有摩腰方；摩顶膏治疗眼疾的具体膏摩法也被首次提及，书中出现铁匙等膏摩工具。这一时期，民间推拿盛行，在小儿推拿方面，出现了运用掐法治疗新生儿破伤风的最早记载（北宋沈括《良方·十卷》）。金代张从正在《儒门事亲》一书中，对推拿的治疗作用，提出了新的见解，认为按摩也具有汗、吐、下三法的作用。

明清时期的推拿学发展主要方向有三：小儿推拿体系、正骨推拿体系、以保健推拿为主的养生学体系。

明代初期，太医院重启唐制，在医学十三科中重新加入按摩科，为推拿医学发展创造了一定条件。嘉靖时期的徐春甫的《古今医统》将多种病证与中医宣通壅滞的医理联系起来，从而使推拿应用更加广泛。

然而，明代隆庆五年（公元 1571 年），由于太医院改组，由十三科并为十一科，按摩科从此不复存在。尽管推拿发展遇到了阻力，但仍然坚持发展。此时，"推拿"之称首次出现，并形成了小儿推拿的独

明清时期

特体系。"推拿"一名最早见于明代著名儿科专家万全所著的《幼科发挥》，其文曰："一小儿得其搐，予日不治。彼家请一推拿法者掐之，其儿护痛，目瞪口动，一家尽喜。"其后问世的小儿推拿专著纷纷采用此称。"推拿"这一名称的演变，反映了手法的发展和变化使推拿疗法更接近学科特点，是推拿发展史上的一个巨大飞跃。在此时期，小儿推拿独特理论体系形成的标志是：小儿推拿不再是推拿诊治方法在小儿疾病中的简单应用，而是在理论、手法、穴位上都有不同于推拿在其他临床学科中应用的特色。如小儿推拿的穴位有点、线（如"三关"和"六腑"）和面（"脾""肝""心""肺""肾"五经穴）的不同；在手法应用上，较多地使用推法和拿法，并有复式操作法等；在临床治疗中，既用药物作介质行操作手法，又用药物内服。

明清时期，在成人推拿方面，尽管推拿流于民间，却可谓百花齐放，诸如正骨推拿、点穴推拿、一指禅推拿、保健推拿等流派。《易筋经》对揉法的含义、练法等进行了阐述，特别是对揉法动作要领进行了全面地阐述。作者明确指出揉法操作时当"徐徐来往，勿重勿深"，如果手法太重则伤皮肤，手法太深则伤肌肉、筋膜。《奇效良方》书中用旧锉铁代替铁匙作摩顶工具。《韩氏医通》的作者韩懋推崇，8岁以下小儿尽量不内服药物，应当把内服药物改为外敷、药摩。李时珍《本草纲目》对药物的外治法，特别是药摩疗法也作了广泛的探索与总结，提出了自己的临床见解，其特点主要为单味药物的膏摩外用，许多宝贵的药摩文献借此而得以保存。明代著名医家张介宾强调推拿手法当以柔为贵，在推拿时手法刚强粗暴，不但得不到好的治疗效果，而且给患者增加了新的痛苦。

至清代，以骨伤科疾病为治疗对象的正骨推拿已形成其相对独立的学科体系，对于骨折、脱位、伤筋等病症的手法诊治，不仅有诊断、整复作用，还有康复作用，至今仍有重要的临床指导价值。《医宗金鉴·正骨心法要旨》将正骨推拿手法总结出"摸、接、端、提、按、摩、推、拿"正骨八法，提出了手法操作要领："一旦临证，机触于外，巧生于内，手随心转，法从手出"，此为推拿、正骨者手法炉火纯青的最高境界。

清代，推拿治疗小儿杂病有了进一步发展。代表著作有《小儿推拿广意》在介绍推拿疗法的同时，收录了不少小儿病证的内服方剂；清代张振鋆的《厘正按摩要术》博采众家之长，独创体例，成为一本集光绪十四年之前小儿推拿疗法大成之专著，屡经翻印，其书中所介绍的"胸腹按诊法"为其他医书所少见。

此外，明清时期还有不少小儿推拿专著，四明陈氏的《保婴神术》，太医龚云林的《小儿推拿方脉活婴秘旨全书》，周于蕃的《小儿推拿秘诀》，钱樱邮的《小儿推拿直录》，夏云集的《保赤推拿法》，骆如龙的《幼科推拿秘书》，徐谦光的《推拿三字经》等。特别是《幼科铁镜》匠心独运，与诸书存异处甚多，更作"推拿代药赋"，令人耳目一新。

清代医家还注重推拿与其他外治法和药物疗法同时应用，在临床应用中相互补充，相互结合。《理瀹骈文》是清代外治法中成就最大、最有影响的一部著作，该书将推拿、针灸、刮痧等数十种疗法列为外治方法，并介绍将药物熬膏，或敷、或擦、或摩、或浸、或熨、或熏的方法，使膏摩、药摩得到了进一步总结与发展。

近代现代

民国时期，是推拿发展过程中承上启下、形成流派的关键阶段。这一时期由于国民政府崇尚西化，主张废止中医药，但是推拿由于其简单、有效、操作方便等特点依然深受广大人民喜爱。这种环境，为各具特色的推拿流派的形成提供了广阔的天地。此期形成的流派有：三字经小儿推拿流派、湘西小儿推拿流派、一指禅推拿流派、经络脏腑推拿、点穴推拿、腹诊推拿流派、撩法推拿流派等多个推拿流派。因流派不同，流派之间的学术思想及技法特点各不相同，如湘西小儿推拿流派的学术思想是：取穴之本勿忘五经，配穴之要勿忘精要，推治始终勿忘开关。技法特点是摆动为主，频率均匀；轻快柔和，以数为度；推揉为主，拿按次之；旋推为补，直推为泄。而小儿推拿三字经流派的学术思想是：辨证论治，突出主穴，随方加减；重视纯阳，以清见长；重脾胃，调中土，消补结合；培土生金，后天养先天。技法特点是取穴少，善用独穴；推时长，频率快；上推为补，下推为泄；较大儿配合脏腑点穴。这些众多的学术流派，也是中国推拿学科发展的一大特色。

新中国成立后，推拿医学进入了一个全面发展的新时期。推拿的临床、科研、教学、著作出版、队伍建设等均呈现繁荣的景象。1956 年，中国第一所推拿学校和专科门诊在上海成立，办校设科的发展，使推拿专业人才的培养除了"师带徒"的形式外，还有课堂集体教育的方式，培养出了一大批推拿专业的后继人才，促进了推拿学术的发展。经过不断地研究、应用、发展，推拿疗法在临床中得到广泛应用，并整理出版了一系列推拿专业教材和专著。同时推拿实践及临床经验的总结日趋科学化。推拿在诊断上已不再仅局限于中医传统的四诊方法，而是与西医学接轨，如

X 线、超声波、肌电图、CT、核磁共振等检查已为广大推拿医师所掌握。近年来，推拿科研发展迅速。科研人员运用现代科学技术和西医学知识对推拿作用机制进行了广泛的基础研究，如推拿镇痛原理研究、推拿消肿化瘀作用原理、推拿降血压机制、捏脊疗法促进小肠吸收功能研究等。在此基础上，推拿人才总结和创造出许多新的推拿疗法，如耳穴推拿、足穴推拿、运动推拿、推拿麻醉等。中华人民共和国成立后是推拿史上前所未有的黄金时期，在政府对传统医学的保护下，推拿的医疗、教学、科研，推拿著作、期刊的出版以及推拿队伍的建设和发展，都出现了空前的繁荣。随着医学的发展和社会的进步，人们对健康的管理意识逐渐增强，更加注重药物的不良反应以及对疾病预防保健的手段，寻求绿色、安全、不良反应小的治疗方法是民之所向，时代的要求。

第二节　特色技术

一、经穴推拿技术

经穴推拿技术是以按法、点法、推法等手法作用于经络腧穴，起到推动经气、调节脏腑功能的推拿医疗技术。用于推拿科各种适应证和保健按摩。

（一）介质种类与特点

推拿介质的运用已有悠久历史，推拿时为了减少对皮肤的摩擦损害，或者为了借助某些药物的辅助作用，可在推拿部位的皮肤上涂些液体、膏剂或洒些粉末，这种液体、膏剂或粉末通称为推拿介质，也称推拿递质。临床应用介质其一方面是加强润滑作用，另一方面发挥药物辅助作用增加疗效。临床运用时，应根据季节、介质的性质和适应证来考虑辨证运用，例如，风湿关节痛，用驱风类药物介质；小儿推拿四季运用滑石粉，取其可防护皮肤破损之意。

推拿常用介质有液态类、膏类和粉类三大类。液态类包括水剂、酒（酊）剂、油剂、汁剂4种，如凉水、红花油、麻油、蛋清、薄荷水、木香水、乙醇、白酒、葱姜水、药酒；膏类包括膏剂、乳剂、霜剂等，如冬青膏；粉类包括矿石粉、植物粉、化学合成粉剂等，如滑石粉、爽身粉。涂擦、喷洒在体表，再施以摩法、推法、擦法、揉法等手法，具有增强手法效力、促进药物效应及保护皮肤的作用。

（二）技术原理

1. 自然疗法　推拿临床依靠医者的手法操作来消除病痛，缓解或治愈病症，具有低成本、无污染、消耗资源少、经济实用、疗效确切、无药物毒副作用的优点，是一种绿色的治疗技术，便于推广使用。

2. 物理学原理　推拿是最早应用物理学原理的中医外治法学科。推拿手法操作完全符合生物力学和人体工程学的基本原理，用最小的作用力达到最大的效果，使力的使用趋于完美。正如《医宗金鉴》所云："法之所施，使患者不知其苦，方称为手法也。"

3. 三个要素　手法作用点、作用力大小、作用力方向是推拿操作必须具备的三个要素，也是推拿疗效好坏的关键。手法作用点必须与疾病症结所在和治疗重点部位相符合；手法作用力大小必须与解决疾病症结所需的手法力度和患者的承受度相符合，使力达病所；作用力方向必须与疾病症结所在部位和人体解剖结构相符合。

4. 诊治并用　推拿除诊断必须的触诊之外，还有随治而诊的特点。推拿在治疗过程中，对手下触摸到的阳性体征、病理改变，如筋结、痉挛、条索状物等，可随时修正诊断，调整手法操作，具有诊治并用的优点，正如《医宗金鉴》中指出："一旦临证，机处于外，巧生于内，手随心转，法从手出。"使治疗部位更明确，治疗重点更突出，治疗效果更满意。

5. 内病外治　《素问·举痛论》曰："寒气客于背俞之脉则脉泣，脉泣则血虚，血虚则痛，其俞注于心，故相应而痛。按之则热气至，热气至则痛止也。"这段文字揭示了"有诸内，必行诸外"的理论，提示：通过外部的触摸可以诊断内在脏腑病变；阐明了脏腑疾患与脊柱相关；通过外部推拿、按揉的方法治疗内在脏腑病证。

6. 膏摩结合　手法结合膏摩的应用是推拿治疗的特色。膏摩始见于《金匮要略》记载的"头风摩膏"，晋代《刘涓子鬼遗方》记载"以膏摩腹"治难产，宋代《太平圣惠方》载有膏摩方23种，明代《普济方》载有近百种，治疗范围涉及9个部位、脏腑27个病证。遗憾的是，近代以来膏摩技术严重缺失，有必要进一步研究弘扬。

7. 适应证广　推拿治疗适用范围非常广，几乎涵盖内、外、妇、儿、伤、耳、鼻、喉、眼临床各科。既有治疗作用，又有预防、保健、康复作用。

8. 稳准巧快　"稳、准、巧、快"是脊柱类病证的整复类手法操作特点。

（1）所谓"稳"，即要做到：①手法操作要心中有底，毫不犹豫；②充分考虑手法的安全性；③用力要稳，两手动作配合要协调；④不强求整复时的"咔嚓"声响。

（2）所谓"准"，即要做到：①诊断要明确，有手法整复指征；②定位要准确；③作用力点要精确；④发力时机要恰当。

（3）所谓"巧"，即要做到：①要用巧劲，有"四两拨千斤"之势，不可用蛮劲、盲劲；②强调巧用力学原理，以柔克刚，不可用暴力，不可强拉硬扳；③顺应脊柱自身的生理功能，根据其结构特征、活动范围、活动方向及其特点来实施操作。

（4）所谓"快"，即要做到：①强调手指固定的支点、整复作用的应力点及脊柱屈伸或旋转角度支点，三点集中在整复的关节或节段时，用"寸劲"快速发力；②强调手法"疾发疾收"，见效即收，要求发力的距离不宜过长，完成整复后要放松，防止关节被卡交锁。

（三）适应证与禁忌证

1. 适应证　推拿作为中医外治技术，可用于临床医学、康复医学、预防医学和保健医学，涵盖临床各科。

（1）骨伤科疾病

①脊柱疾病：包括落枕、颈椎病、颈椎间盘突出症、寰枢关节失稳、前

斜角肌综合征、胸胁损伤、棘上（间）韧带损伤、脊椎小关节紊乱、急性腰扭伤、腰肌劳损、腰背肌筋膜炎，第三腰椎横突综合征、腰椎退行性骨关节炎、腰椎滑脱症、腰椎间盘突出症、腰骶部劳损、特发性脊柱侧弯、骶髂关节损伤等。

②四肢关节疾病：包括肩关节周围炎、冈上肌腱炎、肩袖损伤、肱二头肌长头肌腱腱销炎、肩峰下滑囊炎、肱骨外上髁炎、桡骨茎突狭窄性腱鞘炎、腕关节扭伤、腱鞘囊肿、腕管综合征、弹响指、指关节扭伤、髋关节滑囊炎、梨状肌综合征、臀上皮神经损伤、膝关节内（外）侧副韧带损伤、半月板损伤、髌骨软骨软化症、髌下脂肪垫劳损、膝关节创伤性滑膜炎、膝关节骨性关节炎、腓肠肌痉挛、踝关节扭伤、踝管综合征、跟痛症等。

（2）内科疾病　包括感冒、咳嗽、头痛、眩晕、不寐、哮喘、胁痛、郁证、胸痹、心悸、胃脘痛、胃下垂、呕吐、呃逆、泄泻、便秘、面瘫、面肌痉挛、淋证、癃闭、阳痿、消渴、痹证、痿证、中风等。

（3）儿科疾病　包括婴儿腹泻、便秘、疳积、厌食、脑性瘫痪、小儿肌性斜颈、咳嗽、哮喘、发热、感冒、遗尿、尿频、惊风、夜啼等。

（4）妇科疾病　包括月经不调、痛经、闭经、慢性盆腔炎、围绝经期综合征、带下病、产后身痛、产后缺乳、乳痈、乳癖等。

（5）五官科疾病　包括牙痛、颞下颌关节功能紊乱综合征、近视、斜视、高眼压症、干眼症、慢性咽炎、失喑、慢性鼻炎、耳鸣等。

2. 禁忌证　推拿作为一种物理治疗，应严格掌握适应证，下列情况列为推拿禁忌证。

（1）急性传染病，如呼吸道、肠道以及结核等。

（2）皮肤有破损，如烫伤、烧伤、感染等。

（3）恶性肿瘤的局部、包括转移灶的局部。

（4）感染性疾病的局部。

（四）操作步骤与要求

1. 施术前准备

（1）用物准备　手消毒液、治疗巾、（必要时备）纱布块、介质、屏风（图6-1）。

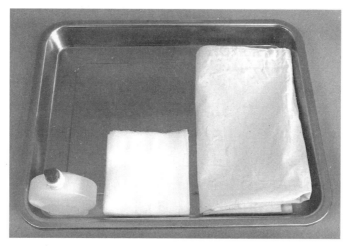

图 6-1　经穴推拿技术用物准备

（2）操作部位选取与准备　应根据病症选取适当的治疗部位。以肌肉丰厚处为宜，常用肩、背、腰、臀、四肢近端以及腹部等。腰腹部推拿时嘱受术者排空小便。

（3）受术者体位准备　坐位、俯卧位、仰卧位，或根据实际情况，选择受术者舒适，施术者便于操作的治疗体位。

（4）操作环境准备　应注意环境清洁卫生，避免污染，环境温度应适宜，必要时注意保暖。

2. 经穴推拿方法

（1）一指禅推法　以拇指指端或指纹面着力，通过前臂的往返摆动带动拇指做屈伸运动的手法。施术者手握空拳，腕掌悬屈，肩、肘关节放松，余指的掌指关节和指间关节自然屈曲，以拇指端或指纹面着力于体表施术部位上，前臂做主动地横向摆动运动，带动拇指掌指关节或拇指指间关节做有节律的屈伸运动。每分钟操作 120 ～ 160 次。动作要求"沉肩、垂肘、悬腕、指实、掌虚"。一指禅推法操作时，往往边推边根据临床需要沿一定的方向移动，要求摆动的频率相对较快而移动的速度较慢，称为"紧推慢移"。如以指端操作，其接触面最小，易于施力，刺激相对较强；而如以指纹面操作，则接触面相对较大，刺激亦相对较平和，两者多用于躯干部及四肢部的经络俞穴。一指禅偏峰推法接触面小而窄、轻快柔和，多用于颜面部（图 6-2）。

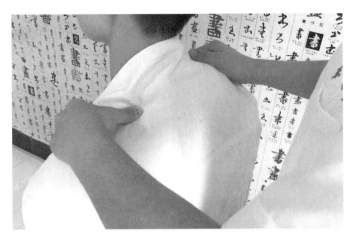

图 6-2　经穴推拿技术——一指禅推法

（2）揉法　以指、掌的某一部位着力吸定于体表上，带动该处的皮下组织作轻柔缓和的环旋揉作，称为揉法，是推拿常用手法之一。

①拇指揉法　以拇指指纹面着力，其余手指扶持于合适部位，腕关节微屈或伸直，前臂做小幅度摆动，带动拇指在施术部位上做环转运动，频率为每分钟 120 ～ 160 次。

②中指揉法　以中指指纹面着力，中指指间关节伸直，掌指关节微屈，以肘关节为支点，以中指指纹面着力于施术部位上，前臂做主动运动，通过腕关节使中指螺纹面在施术部位上做轻柔灵活的小幅度的环形运动，带动皮肤和皮下组织，每分钟操作 120 ～ 160 次。为加强揉动的力量，可以食指指纹面搭于中指远侧指间关节背侧进行操作，也可用无名指螺纹面搭于中指远侧指尖关节背侧进行操作（图 6-3 ）。

③鱼际揉法　以鱼际着力按压在施术部位，带动皮下组织做环形运动的手法。肩部放松，肘关节微屈 120°～ 140°，肘部外翘，腕

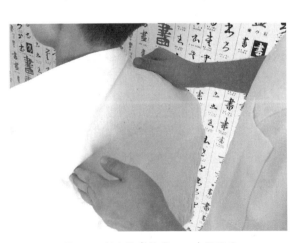

图 6-3　经穴推拿技术——中指揉法

关节放松，呈微屈或水平状，以手的鱼际部着力于施术部位上，前臂做主动的横向摆动，使鱼际部环形运动，带动皮肤和皮下组织，频率为每分钟操作120～160次。

④掌根揉法　以掌根部分着力，手指自然弯曲，腕关节略背伸，肘关节微屈为支点，前臂作主动摆动，带动掌根在治疗部位揉动，频率为每分钟操作120～160次（图6-4）。

在临床治疗的实际运用中，上述这些基本操作方法可以单独或复合运用，也可以选用属于经穴推拿技术的其他手法，比如按法、点法、弹拨法、叩击法、拿法、掐法等，视具体情况而定。

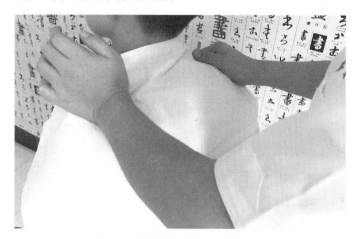

图6-4　经穴推拿技术——掌根揉法

（3）点法　用指端或屈曲的指间关节部着力于施术部位，持续地进行点压。每穴持续点、按、揉5秒钟，反复3～5次。

①拇指端点法　手握空拳，拇指伸直并紧靠于食指中节，以拇指端着力于施术部位或穴位上。前臂与拇指主动发力，进行持续点压。亦可采用拇指按法的手法形态、用拇指端进行持续点压。

②屈拇指点法　屈拇指，以拇指指间关节桡侧着力于施术部位或穴位，拇指端抵于食指中节桡侧缘以助力，前臂与拇指主动施力，进行持续点压（图6-5）。

③屈食指点法　屈食指，其它手指相握，以食指第一指间关节突起部着力于施术部位或穴位上，拇指末节尺侧缘紧压食指指甲部以助力。前臂与食

指主动施力，进行持续点压。

④操作过程中随时观察病人对手法操作的反应，若有不适，应及时调整手法或停止操作，以防发生意外。

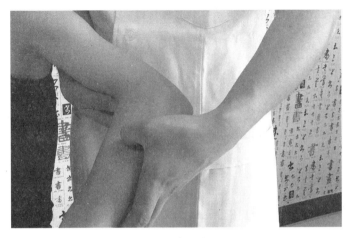

图 6-5　经穴推拿技术——点法

（五）注意事项

1. 操作前施术者应修剪指甲，以防损伤受术者皮肤。

2. 操作中要循经推穴，宁离其穴，不离其经。常与脏腑推拿技术组合应用。

3. 操作后受术者注意防寒保暖。

举验例案

1. 高血压

陈某，女，63 岁。

主诉　头晕，偶有心慌 2 年。

现病史　患者于 2 年前开始常出现头晕，心悸，常可自行缓解，血压不稳定，在（120～180)/(70～110)mmHg 之间波动，间断服用降压药。今日患者居家劳动时突然感觉头晕，心悸，出汗，耳鸣，现稍缓解，无恶心呕吐，无恶风恶寒，纳可，眠差，二便正常。

查体　血压 200/100mmHg，无其他异常。舌红，苔黄，脉弦。

既往史　否认慢性病史，否认传染病史，否认外伤手术史。

中医诊断　头晕，心悸（肝阳上亢证）。

西医诊断　高血压。

治则治法　疏通经络，定悸安神，降血压。

操作部位　头部、背部、下肢、足底。

操作穴位　百会穴、四神聪穴、曲池穴、足三里穴、三阴交穴、阳陵泉穴、涌泉穴、太冲穴、太溪穴。

主要手法：按法、揉法、点法、捏脊。

操作步骤

（1）头部循经点按督脉穴位，以按揉百会穴、四神聪穴为重点，加按曲池穴，每穴约 0.5 分钟，全程共约 5 分钟。

（2）推背部，至背部发红即可。

（3）捏脊，20 次。

（4）刺激胆经，以敲打为主，同时按揉足三里穴、三阴交穴、阳陵泉穴；各部位用时 0.5～1 分钟，全程约 6 分钟。

（5）推足底，从脚中部向脚趾方向推，最好能使受术者感觉到头部轻松，按揉涌泉穴、太溪穴、太冲穴；各部位用时 1 分钟，推足底用时 3 分钟，共计约 6 分钟。

（6）按揉指甲根部以及指甲边缘。

（7）隔日 1 次，10 次为 1 疗程。

健康宣教

（1）饮食　坚持低盐、低脂、低胆固醇饮食，减少钠盐、增加钾盐的摄入。每日食盐量不超过 6g 为宜，每日应控制在 6g 以下，建议使用可定量的盐勺控制。少食腌制品、咸菜、味精、酱油等调味品因含钠较多也应控制摄入量。多食含钾、钙的食物如橙子、香蕉、虾皮、紫菜等，多食新鲜蔬菜如油菜、芹菜、蘑菇等。

（2）运动　适当体育锻炼，避免过度劳累及重体力劳动，选择正确的活动方式如以散步、骑车、慢跑、太极拳、保健操等为主。每天活动 30 分钟较合适，活动过程中，活动后的脉率一般以不超过"170-年龄"为宜。

（3）定期、定时监测血压，要做好长期治疗的心理准备，避免过度劳累、紧张；保持身心放松、愉快；避免过重精神压力，生活有规律，保证充足睡眠。

效果评价

治疗时间	周最高血压（mmHg）	周最低血压（mmHg）
治疗前	200/100	130/80
第1周治疗后	160/100	120/70
第3周治疗后	140/90	110/70
第5周治疗后	130/90	110/80

2. 心悸

刘某，男，32岁。

主诉 心悸，胸闷气短1周。

现病史 患者1年前出现心悸、气短、胸闷，查心肌酶偏高，予营养心肌药物（具体不详）治疗，患者症状缓解，复查心肌酶未见异常。1周前剧烈运动后再次出现心悸、气短，查心肌酶未见异常，24小时动态心电图示：①窦性心律；②室上性心动过速。刻下症见：心悸、胸闷气短、乏力、活动后加重、纳可、眠差、二便正常。

查体 心律不齐，可闻及早搏，心前区各瓣膜听诊区未闻及病理性杂音，其余未见明显异常。舌红，苔白腻，脉沉细。

既往史 否认慢性病史，否认传染病史，否认外伤手术史。

中医诊断 心悸（心血不足证）。

西医诊断 心肌损害？心律失常。

治则治法 定悸安神。

操作部位 头部、背部、下肢、足底。

操作穴位 印堂穴、风池穴、百会穴、眉弓穴、心俞穴、肺俞穴、膈俞穴、膻中穴、中府穴、云门穴、内关穴、神门穴。

主要手法：按法、揉法、推法、拿法。

（1）头面部操作 推印堂、眉弓5～10次。自上而下推桥弓，先推左侧，再推右侧，每侧约 1 分钟，然后按揉百会穴、风池穴 2～3 分钟。同时测脉搏，以脉搏 90 次 / 分以下为度。

（2）胸背部操作　点按心俞穴、肺俞穴、膈俞穴，揉膻中穴、中府穴、云门穴，操作时间约 10 分钟。

（3）上肢部操作　按揉双内关穴、神门穴，拿双上肢，操作时间约 6 分钟。

（4）隔日 1 次，10 次为 1 疗程。

健康宣教

（1）注意调节情绪，防止喜怒等七情过极。

（2）适当注意休息，少房事，少进食含动物脂肪多的食物，少进咸、辣和酒、烟、浓茶、咖啡等。

（3）适当参加体育锻炼，如散步、太极拳、体操、气功等，注意预防感冒等。

效果评价

治疗时间	心肌酶	最高心率（次 / 分）	自觉心律失常频次（次 / 日）
治疗前	正常	148	3
第 1 次治疗后	正常	132	4
第 3 次治疗后	正常	116	2
第 5 次治疗后	正常	108	1
第 7 次治疗后	正常	88	0

附：经穴推拿技术流程图（图6-6）

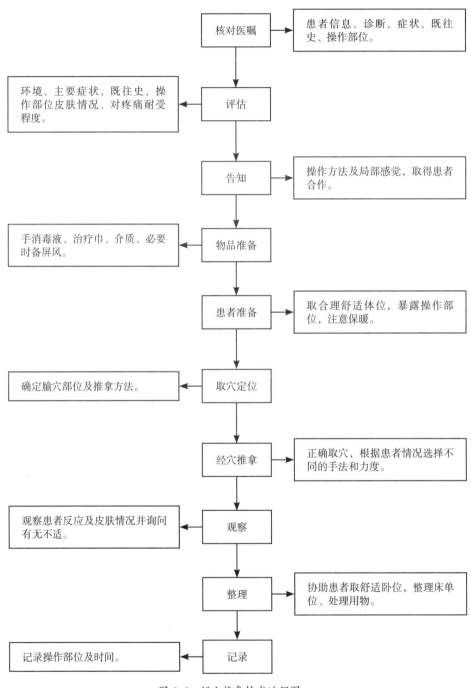

核对医嘱 → 患者信息、诊断、症状、既往史、操作部位。

环境、主要症状、既往史、操作部位皮肤情况、对疼痛耐受程度。 ← 评估

告知 → 操作方法及局部感觉，取得患者合作。

手消毒液、治疗巾、介质、必要时备屏风。 ← 物品准备

患者准备 → 取合理舒适体位，暴露操作部位，注意保暖。

确定腧穴部位及推拿方法。 ← 取穴定位

经穴推拿 → 正确取穴，根据患者情况选择不同的手法和力度。

观察患者反应及皮肤情况并询问有无不适。 ← 观察

整理 → 协助患者取舒适卧位，整理床单位、处理用物。

记录操作部位及时间。 ← 记录

图6-6　经穴推拿技术流程图

二、振腹推拿技术

振腹推拿以腹部操作为主，以振法为基本手法，其他手法为辅，根据疾病的表里虚实，选择不同的操作方式，再根据具体疾病，以及相关的经络部位，选择相应的肢体操作手法。

（一）技术原理

不同的振法所采用的发力部位不同，各有其操作特点，适用范围也不尽相同，临床上根据病性的虚实，病位的深浅选用不同的振法。一般来讲，腕振法振幅小，频率快，多用于调理脏腑功能；肩振法力量渗透，能带动受术者肢体关节产生快速振颤，善于祛瘀除痹，多用于筋伤治疗；肘振法振幅较大，频率稍慢，善用攻积散结，多用于腹部气结和癥瘕痞块。

1.腕振法 此法是振法中作用最广泛的手法，尤以掌振法最为常用，是臧福科教授所创振腹疗法中的主要手法，其操作幅度小、压力适中、刺激小，通过手与局部的共振传导至深层组织和远端，具有益气健脾、温阳散寒、和中理气、消积导滞、升阳举陷、利湿通淋、调理冲任、宁心安神、交通心肾、消肿散痞的作用。

2.肩振法 此法为按法与振法的结合，其传导距离长，频率相对较慢，幅度大，按压力度较大，可直接作用于局部气血淤积处，具有舒筋通络、解痉止痛的作用。

3.肘振法 此法振幅较大，频率稍慢，力量渗透，作用层次深，主要作用于腹部、四肢肌肉丰厚处，具有舒筋活络、祛瘀止痛的作用。

（二）适应证与禁忌证

1.适应证

（1）内科疾病 头痛、眩晕、咳嗽、哮喘、胸痹、失眠、糖尿病、胃脘痛、胃下垂、呕吐、呃逆、泄泻、便秘、郁病、尿失禁等。

（2）外科、男科疾病 慢性胆囊炎、阳痿、早泄、遗精、男性不孕症、慢性前列腺炎症等。

（3）妇科疾病　月经不调、闭经、痛经、卵巢功能早衰、不孕症、乳腺增生、产后身痛等。

（4）儿科疾病　小儿自闭症、小儿呕吐、小儿泄泻、小儿厌食、五迟五软，小儿抽动症等。

（5）其他　肥胖症、肩周炎、腰痛、慢性咽炎、脂肪肝等。

2. 禁忌证

（1）有严重的心、脑、肺疾患的患者。

（2）某些急性传染病，如肝炎、肺结核等。

（3）某些肿瘤、结核、急性腹膜炎、急性化脓性腹膜炎、急性阑尾炎患者。

（4）各种出血病，如便血、尿血、外伤性出血等，以及有出血倾向的血液病患者。

（5）局部有感染，如各种急性传染病、皮肤病。

（6）局部皮肤湿疹、烫伤、皮肤溃疡、各种溃疡等。

（7）开放性的软组织损伤。

（8）妇女妊娠期、怀孕3个月以上的孕妇、产后未恢复者。月经期理论上是振腹推拿的禁忌证，但在某些特殊的情况下可酌情选用，如痛经发作时。

（9）过饥过饱、醉酒。

（10）不能配合的精神疾病患者。

（三）操作步骤与要求

1. 施术前准备

（1）用物准备　治疗巾、手消毒液、（必要时备）屏风、毛毯（图6-7）。

（2）操作部位选取与准备　操作部位以背部、腹部为主，应根据辨证选取四肢穴位。

（3）受术者体位准备　受术者取俯卧位、仰卧位，施术者位于左侧。

（4）操作环境准备　应注意环境清洁卫生，环境安静，温度适宜，保护受术者隐私。

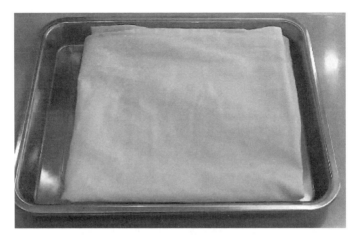

图 6-7　振腹推拿技术用物准备

2. 振腹推拿方法　振腹推拿的整个操作以振腹操作为中心，分为背部操作、胸腹部操作、四肢操作三部分。临床根据病位、病性、病证而随证增减。

（1）背部操作

①拿肩井　以拇指与四指相对，拇指置于肩井穴，其他四指轻扶于肩前，与大拇指相对用力，提拿起整个肩部肌肉，一拿一放地交替进行，连续进行拿法操作。

②通督脉　以中指指腹紧贴大椎穴，食指、无名指分别置于两侧夹脊，沿脊柱由大椎穴捋至骶嵴。

③掌揉膀胱经　以全掌或掌根揉背部脊柱两侧膀胱经竖脊肌一线各一遍。范围从颈肩部至骶骨背侧。

④调背俞　以拇指指端或指纹面点按背部脊柱两旁背俞穴（图 6-8）。

⑤捏脊　用拇指与其他手指相对用力，在施术部位做对称性的挤捏肌肤手法，称为捏

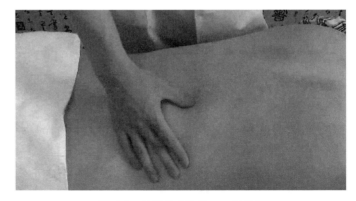

图 6-8　振腹推拿技术——调背俞

法。捏法主要用于脊柱部位的操作，称为捏脊。捏脊是用拇指与其他手指相对着力，对脊背皮肉进行捏挤、提捻刺激的一种手法。用于治疗小儿疳积时，又称捏积。根据用力的手指多少，可分为五指捏法、三指捏法、二指捏法三种（图6-9）。

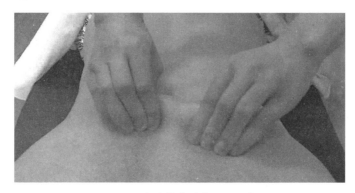

图6-9　振腹推拿技术——捏脊

⑥分推背部　施术者双掌放松并紧贴受术者背部，两手拇指分别置于背部大杼穴两旁，余指分置两侧，拇指自内向外下方带动掌部沿背部肋间隙的方向分推至两侧腋中线。自上向下依次推至骶部。

⑦直推背部　施术者一手按住受术者颈肩部，一手在适当按压的同时用掌推法沿督脉与膀胱经由上至下直推督脉和两侧膀胱经。

（2）胸腹部操作

①通任脉　受术者仰卧位，施术者坐于受术者右侧，拇指屈曲放松，余四指并紧，以中指指腹为主要着力点沿任脉由天突穴至中极穴做推法，双中指往返交替操作。

②分胸腹阴阳

分胸阴阳：受术者仰卧位。施术者两拇指相并置于胸前正中线，余指置于胸部两侧，手指放松，自然微屈，手掌贴附于胸胁部，沿肋间隙，双手掌面从胸骨正中始自内向外分自上而下依次分推至两侧腋中线。

分腹阴阳：用两手拇指置于剑突下，余指置于腹部两侧，手指放松，自然微屈，手掌贴附于腹部，沿肋弓向两侧分推至腋中线，边推边下移至耻骨联合上方。

③梳两胁　受术者仰卧位，施术者以两手拇指相并，分置于胸骨柄两侧，

手掌紧贴胸壁，其余四指自然伸直置于两胁，双手由内向外分推至腋中线止，由上而下边推边缓慢移动，以局部微微透热为度（图6-10）。

④揉膻中　受术者仰卧位，施术者坐其侧，用一手拇指或中指指纹面着力，置于膻中穴上，其余四指轻扶体表或握空拳，腕关节轻轻摆动或小幅度环旋转动，使着力部分带动该处的皮下组织做反复连续、轻柔和缓有节律的回旋揉动（图6-11）。

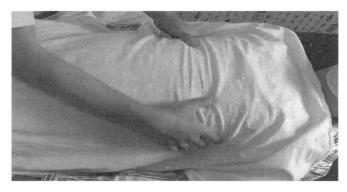

图6-10　振腹推拿技术——梳两胁

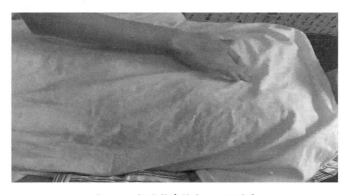

图6-11　振腹推拿技术——揉膻中

⑤探腹　受术者仰卧位，头低枕，两手平放身体两侧，两腿屈起并稍分开，张口腹式呼吸，放松腹肌，施术者立于右侧。施术者一手四指微屈，以四指指腹置于受术者腹壁上，由浅入深地做小幅度滑动探查。

⑥运腹　受术者取仰卧位，施术者双手十指屈曲交叠如打躬状，使小鱼际和小指团成一圈，围绕脐周做顺时针或逆时针方向旋转按揉。

⑦摩腹　摩是抚摩之意，用手掌掌面或食、中、无名指三指相并，指面

附着于穴位或部位上，腕关节做主动环形有节律的抚摩运动的手法，称为摩法。可分为指摩法和掌摩法两种。摩法在腹部的操作，我们称之为摩腹法。

⑧揉腹　受术者仰卧位，施术者坐于受术者右侧。施术者以右手大、小鱼际做推收交替的旋转揉动操作（图6-12）。

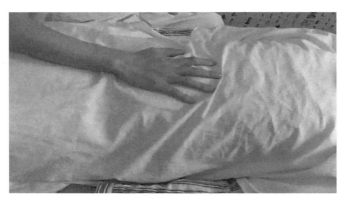

图6-12　振腹推拿技术——揉腹

（3）四肢操作　一是根据"经络所过，主治所及"的取穴原则，根据病证所在的经络来取穴，以原穴、络穴和特定穴为主；二是根据现代对某些部位穴位的认识进行选穴；三是根据临床经验进行取穴。四肢部操作多采用点按穴位、推捋局部筋结等手法（图6-13）。

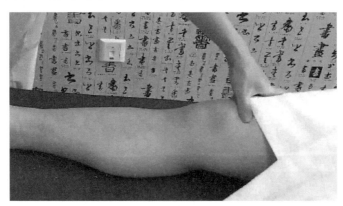

图6-13　振腹推拿技术——四肢操作

3. 操作要求

（1）均匀、柔和、持久、有力为基本要求，进而达到深透的目的。均匀，是指手法操作的节律、速率和压力等能保持均匀一致；柔和，是指手法轻而不浮，重而不滞，刚中有柔，柔中有刚；持久，是指单一手法能持续操作一定的时间而不间断、不乏力；有力，即有力量，且这种力量不可以是蛮力或暴力，而是一种含有技巧的力量；深透，则指手法在具备持久、有力、均匀、柔和这四项要求的基础上，进一步强调手法的渗透力，这种渗透力可透皮入内，能达深层组织及内脏。

（2）振法操作时要求施术者和受术者全身放松，精神集中，呼吸自然，施术者的意念专注于着力部位，振颤频率要求每分钟 300 ～ 400 次。产生松振法的关键是激发肌肉的不自主痉挛，而这种不自主痉挛的实质是原动肌和拮抗肌之间快速短促地交替收缩和放松，操作的过程是由主动收缩快速转换为自主震颤的过程。因此，操作时原动肌和拮抗肌越放松，振法操作就越轻松，振颤频率也就越稳定，持续操作时间就越长，临床疗效也越好。

（3）操作时施术者手掌置于受术者腹部，以劳宫穴对准受术者神阙穴，掌根置于受术者关元穴，中指置于受术者任脉，食指和无名指置于受术者肾经，拇指和小指置于胃经，操作时可以全掌、掌根、指端交替着力，使产生的振颤持续的作用于以神阙穴为中心的经络穴位。

（四）注意事项

1. 操作前

（1）关好门窗，注意保暖，保护受术者隐私。

（2）检查操作部位皮肤有无湿疹、烫伤、溃疡等各种损伤。

（3）协助受术者取舒适体位。

2. 操作中

（1）加强与受术者的沟通，建立良好的医患关系，对受术者的痛苦要表达同情，并对受术者的生活状态有所了解，改正与疾病有关的不良习惯，同时也能够让受术者对疾病建立正确的认识，帮助受术者树立战胜疾病的信心。

（2）施术者要调匀呼吸，做到精神集中于掌下，细心体会手掌下的细微变化。一是受术者皮肤温度的变化；二是振动有无阻力，适时调整手掌压力与频率；三是保持轻微的压力可以获得更大的渗透力；四是要注意腹共振的产生与传导。

（3）振腹前的手法不可过重，以免影响振法的敏感性。振腹后手法可以使用拿腹、推腹等重手法。振腹操作过程中需每 3 分钟变换一次频率，以增加腹部对振动的敏感度。

（4）受术者要密切配合施术者，自然呼吸，肢体放松，心无杂念，精神集中在脐周，即施术者掌下。仔细体会脐下出现的振动感，温热感、麻感、并体会有无向腰部、腿部、前胸、头面部放射传导。

3. 操作后

（1）协助受术者起身坐位。

（2）做好健康宣教。

1. 糖尿病

患者罗某，女，58 岁。

主诉 发现血糖升高 3 年，伴血糖控制不佳 3 周。

现病史 患者 3 年前发现饮水、饮食及尿量增多，查空腹血糖 11.5mmol/L，诊断为 2 型糖尿病，予二甲双胍口服降糖。平素饮食控制不佳，未规律监测血糖，近 1 月来觉口干、多食多饮、尿频等症状加重，同时发现体重减轻约 2kg。现口干易渴，纳饮增多，尿频，大便每日 1 行，眠可。

查体 舌淡红，苔薄白，脉沉细。

辅助检查：空腹血糖 8.37mmol/L，餐后血糖 8.70mmol/L，糖化血红蛋白 10.7%。

既往史 2 型糖尿病 3 年。

中医诊断 消渴（肾阴亏虚证）。

西医诊断 糖尿病。

治则治法 滋阴固肾。

操作部位 背部、腰骶部、胸腹部及双下肢。

操作穴位 任脉、督脉、膀胱经、脾经、胃经以及命门穴、八髎穴、神阙穴、中脘穴、关元穴、气海穴、足三里穴、三阴交穴、地机穴等。

操作步骤

（1）受术者俯卧位，施术者由八髎至大椎行捏脊法 4～7 次；再用按揉法施于背部膀胱经第一侧线，在肺俞穴、肝俞穴、脾俞穴、胃俞穴、肾俞穴、三焦俞穴稍作停留，以酸胀得气为度，约3分钟。

（2）横擦肾俞穴、命门穴、八髎穴，以透热为度。

（3）直推背部　沿督脉与膀胱经由上至下直推督脉和两侧膀胱经各2次。

（4）受术者仰卧，施术者站于右侧，通任脉10次，分胸腹阴阳5次，揉腹以左上腹为重点约5分钟，施用掌振法，持续约15分钟左右。

（5）推腹10次。

（6）拿腹3次。

（7）由轻到重点按足三里穴、地机穴、三阴交穴等，每穴约半分钟。

（8）隔日1次，10次为1疗程。

健康宣教

（1）中、西药物的治疗必须认真坚持。

（2）严格遵守糖尿病饮食，忌烟酒、辛辣。

（3）保持精神舒畅，注意身体锻炼，不可过度劳累。

（4）根据不同的并发症，积极采取对症治疗。

效果评价

	治疗前	4周	8周	12周
空腹血糖	8.37mmol/L	8.51mmol/L	6.99mmol/L	5.98mmol/L
餐后2小时血糖	8.70mmol/L	6.70mmol/L	7.40mmol/L	6.70mmol/L
糖化血红蛋白	10.7%			6.4%

2.肠道易激综合征

患者张某，男，25岁。

主诉　腹痛不规律发作半年。

现病史　患者半年前因连续高强度工作，精神紧张后出现腹痛，伴有便意，排便后症状减轻，时未诊治。半年来腹痛不规律发作，疼痛位置常不固定，伴有便意急迫，排便不爽。现腹痛拒按，大便每日4～6次，便量不多，小便正常，食纳差、眠差。

查体　舌淡、苔白、脉弦滑。

既往史　既往体健。

中医诊断 肝郁脾虚型腹泻（肝郁乘脾证）。

西医诊断 肠易激综合征。

治则治法 疏肝理脾。

操作部位 背部、腰骶部、胸腹部及双下肢。

操作穴位 百会穴、脾俞穴、胃俞穴、肾俞穴、大肠俞穴、命门穴、中脘穴、天枢穴、神阙穴、气海穴、关元穴、阴陵泉穴、足三里穴、上巨虚穴、三阴交穴等。

操作步骤

（1）受术者取俯卧位，用全掌按揉法由轻至重按背部膀胱经5次。

（2）捏脊5次。

（3）以一指禅推法推背部两侧膀胱经3次，重点在脾俞穴、胃俞穴、大肠俞穴操作。

（4）纵推腰骶以透热为度。

（5）通任脉10次。

（6）梳两胁操作30次。

（7）逆时针揉上腹操作约2分钟，顺时针揉脐周及下腹，操作约2分钟。

（8）振腹操作约10分钟。

（9）按揉中脘穴、天枢穴，每穴约30秒。

（10）拿腹5次。

（11）点按足三里穴约1分钟。

（12）隔日1次，10次为1疗程。

健康宣教

（1）戒烟、戒酒。

（2）加强体育锻炼，如慢跑、骑车、游泳等。

（3）早睡早起、生活规律。

（4）减少精神压力，适当采取减压措施。

效果评价

	治疗前	第3次治疗后	第6次治疗后
排便次数	5～6次/天	2～3次/天	1～2次每天
粪便性质	稀水样便	稀糊状便	成形软便

附：振腹推拿技术流程图（图6-14）

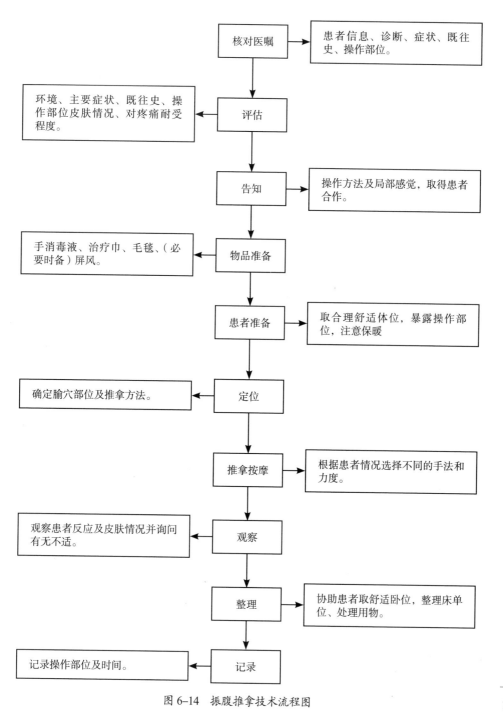

核对医嘱 → 患者信息、诊断、症状、既往史、操作部位。

环境、主要症状、既往史、操作部位皮肤情况、对疼痛耐受程度。 ← 评估

告知 → 操作方法及局部感觉，取得患者合作。

手消毒液、治疗巾、毛毯、（必要时备）屏风。 ← 物品准备

患者准备 → 取合理舒适体位，暴露操作部位，注意保暖

确定腧穴部位及推拿方法。 ← 定位

推拿按摩 → 根据患者情况选择不同的手法和力度。

观察患者反应及皮肤情况并询问有无不适。 ← 观察

整理 → 协助患者取舒适卧位，整理床单位、处理用物。

记录操作部位及时间。 ← 记录

图6-14　振腹推拿技术流程图

三、小儿推拿技术

小儿推拿，是指运用特定手法作用于小儿特定部位，以调整小儿脏腑、气血、经络功能，从而达到防病治病目的的一种外治法。

（一）介质种类与特点

在推拿时，为减轻摩擦、避免皮肤损伤、提高治疗效果而选用一些物质作为辅助，称为介质。常用的介质有：

1.滑石粉 可润滑皮肤，减少皮肤摩擦，保护小儿皮肤。一年四季均可使用，是小儿推拿临床最常用的一种介质。

2.爽身粉 有润滑皮肤和吸水性强的特点，质量较好的爽身粉可替代滑石粉。

3.生姜汁 取鲜生姜适量切碎、捣烂，取汁应用。可用于风寒感冒，或胃寒呕吐及腹痛、腹泻等。

4.葱白汁 取葱白适量切碎、捣烂，取汁应用。可用于风寒感冒。

5.鸡蛋清 把生鸡蛋打一小洞，然后倒置，取渗出的蛋清使用。用于消化不良、热性病或久病后期频躁不眠、手足心热等病症。

6.薄荷水 取鲜薄荷叶或干薄荷叶（鲜者最好），浸泡于盛适量的开水的容器中，加盖存放8个小时后，去渣取液应用。可用于风热感冒或风热上犯所致的头痛、目赤、咽痛等，或痘疹初期隐隐不透，或麻疹将出之际。

7.冬青膏 由水杨酸甲酯、凡士林、薄荷脑及少量麝香配制，具有温经散寒作用。常用于小儿虚寒性腹泻的推拿治疗。

8.麻油 可适用于小儿身体各部位推拿，具有润滑除燥作用，也可在使用刮法时，用（汤勺、铜钱等）器具的光滑边缘蘸油，刮至皮下瘀血。常用于治疗痧气。

9.蒲黄粉 别名蒲厘花粉，取蒲黄适量研末与滑石粉混合，用于肝火上攻，血瘀气滞，小肠即热等症。

（二）技术原理

1.由于小儿发病特点以外感病和饮食内伤居多，临症以阳证、实证、热证为多，因此，在推拿治疗上，常用的也以解表（推攒竹、推坎宫、推太阳、拿风池等）、清热（清河水、退六腑、推脊等）、消导（推脾经、清大肠、揉板门，揉中脘，揉天枢等）为多。

2. 小儿推拿穴位不仅有"点"状，而且还具有"线"状及"面"状，点状穴位如精宁、威灵、一窝蜂、小天心等。线状穴位如天河水、三关、以及六腑等。面状穴位如腹、脐、八卦等。

3. 小儿推拿手法临床特点是以推法、揉法操作次数为多，而摩法时间较长；掐法则重、快、少，在掐后常继以揉法，通常放在治疗最后操作；而按法和拿法单独运用次数极少，常和揉法、捏法配合应用。

（三）适应证与禁忌证

1. 适应证　小儿推拿疗法的对象一般是 6 岁以下的小儿，尤其适用于 3 岁以下的婴幼儿。适应证较广，常用于感冒、咳嗽、发热、腹痛、腹泻、呕吐、咽炎、肥胖、消化不良、少食厌食、便秘、疳积、哮喘、支气管炎、夜啼、惊风、肌性斜颈等治疗以及小儿保健与预防。

2. 禁忌证　虽然小儿推拿操作安全，运用广泛，但也有一些不宜推拿的禁忌证应予以注意。

（1）各种皮肤病患处，以及皮肤有破损（发生烧伤、烫伤、擦伤、裂伤等）、皮肤炎症、疔疮、疖肿、脓肿、不明肿块，以及有伤口瘢痕等部。

（2）有明显的感染性疾病，如骨结核、骨髓炎、蜂窝织炎、丹毒等。

（3）有急性传染病，如猩红热、水痘、病毒性肝炎、肺结核、梅毒等。

（4）有出血倾向的疾病，如血小板减少性紫癜、白血病、血友病、再生障碍性贫血、过敏性紫癜等，以及正在出血和内出血的部位禁用推拿手法，因手法刺激后可导致再出血或加重出血。

（5）骨与关节结核和化脓性关节炎局部应避免推拿，以及可能存在的肿瘤、外伤骨折、脱位等不明疾病。

（6）严重的心、肺、肝、肾等脏器疾病。

（7）有严重症状而诊断不明确者慎用。

以上的禁忌证多是指某些不适宜采用推拿疗法的小儿病症，在小儿推拿的适应证治疗时，同样要注意手法力度、方向等，如果应用不当也会出现一些意外和危险，所以要求推拿医师熟悉小儿的相关解剖和病理知识，熟练掌握小儿推拿手法，才能保证小儿推拿的安全性和有效性。

（四）操作步骤与要求

1. 施术前准备

（1）用物准备　手消毒液、治疗巾、介质、屏风（图6-15）。

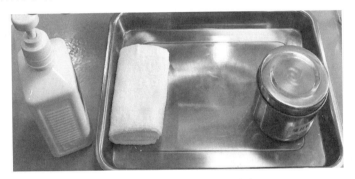

图6-15　小儿推拿技术用物准备

（2）操作部位选取与准备　应根据病症选取适当的治疗部位。

（3）受术者体位准备　坐位、俯卧位、仰卧位。或根据实际情况，选择施术者舒适且便于操作的治疗体位。

（4）操作环境准备　应注意环境清洁卫生，避免污染，环境温度应适宜，必要时注意保暖。

2. 小儿推拿方法

（1）推法　以拇指或食、中两指的指纹面着力，附着在受术者体表一定的穴位或部位上，做直线或环旋移动，称为推法。临床上根据操作方向的不同，可分为直推法、旋推法、分推法、合推法。

操作步骤

①直推法　以一手握持受术者肢体，使被操作的部位或穴位向上，另一手拇指自然伸直，以指纹面或其桡侧缘着力，做直线性推动，或食、中两指伸直，以螺纹面着力做直线性推动，频率每分钟约250次。

②旋推法　以拇指指纹面着力于一定的穴位上，拇指主动运动，带动着力部分做顺时针方向的环旋移动，频率每分钟约200次。

③分推法　以双手拇指指纹面或其桡侧缘，或用双掌着力，稍用力附着在患儿所需治疗的穴位或部位上，用腕部或前臂发力，带动着力部分自穴位或部位的中间向两旁做直线或弧线推动。一般可连续分推20～50次。

④合推法　以双手拇指指纹面或双掌着力，稍用力附着在受术者所需治疗的穴位或部位的两旁，用腕部或前臂发力，带动着力部分自两旁向中间做相对方向的直线或弧线推动，又称合法或和法。

（2）揉法　以手指的指端或螺纹面、手掌大鱼际、掌根着力，吸定于特定治疗部位或穴位上，做轻柔和缓的顺时针或逆时针方向的环旋运动，并带动该处的皮下组织一起揉动，称为揉法。揉法是小儿推拿的常用手法之一，根据着力部分的不同，可分为指揉法、鱼际揉法、掌根揉法三种。

操作步骤

①指揉法　以拇指或中指的指面或指端，或食、中、无名指指面着力，于治疗部位或穴位上，做轻柔和缓的、小幅度的、顺时针或逆时针方向的环旋揉动，使该处的皮下组织一起揉动。根据着力部分的不同，可分为拇指揉法、中指揉法、食中两指揉法和食、中、无名三指揉法。

②鱼际揉法　以大鱼际部着力于施术部位上，稍用力下压，腕部放松，前臂主动运动，通过腕关节带动着力部分在治疗部位上做轻柔和缓、小幅度的、顺时针或逆时针方向的环旋揉动，使该处的皮下组织一起揉动。

③掌根揉法　以掌根部分着力，吸定在治疗部位上，稍用力下压，腕部放松，以肘关节为支点，前臂做主动摆动，带动腕部及着力部分连同前臂做轻柔和缓的、小幅度的、顺时针或逆时针方向的环旋揉动，使该处的皮下组织一起揉动。

（3）按法　以拇指或中指的指端或指面，或掌面（掌根）着力，附着在一定的穴位或部位上，逐渐用力向下按压，持续按压或一压一放地持续进行，称为按法。根据着力部位不同分为指按法和掌按法。

操作步骤

①指按法分为拇指按法和中指按法。

拇指按法　拇指伸直，其余四指握空拳，食指中节桡侧轻贴拇指指间关节掌侧，起支持作用，以协同助力。用拇指指纹面或指端着力，吸定在受术者治疗穴位上，垂直用力，向下按压，持续一定的时间，然后放松，再逐渐用力向下按压，如此一压一放反复操作。

中指按法　中指指间关节、掌指关节略屈，稍悬腕，用中指指端或指纹面着力，在受术者需要治疗的穴位上，垂直用力，向下按压。余同拇指按法。

②掌按法　腕关节背伸，五指放松伸直，用掌面或掌根着力，附着在受术者需要治疗的部位上，垂直用力，向下按压，并持续一定的时间。

（4）摩法　以食、中、无名、小指的指面或掌面着力，附着在受术者体表一定的部位或穴位上，做环形而有节律的抚摩运动，不带动皮下组织，称为摩法。分为指摩法与掌摩法两种。

操作步骤

①指摩法　食、中无名、小指四指并拢，指掌关节自然伸直，腕部微悬屈，以指面着力，附着在受术者体表一定的部位或穴位上，前臂主动运动，通过腕关节做顺时针或逆时针方向的环形摩动。

②掌摩法　指掌自然伸直，腕关节微背伸，用掌面着力，附着在受术者体表一定部位上，腕关节放松，前臂主动运动，通过腕关节连同着力部分做顺时针或逆时针方向的环形摩动。

（5）掐法　以拇指指甲切掐受术者的穴位或部位，称为掐法，又称切法、爪法、指针法。

操作步骤　施术者手握空拳，拇指伸直，指腹紧贴在食指中节桡侧缘，以拇指指甲着力，在受术者需要治疗的穴位或部位上，逐渐用力进行切掐。

（6）捏法　以单手或双手的拇指与食、中两指或拇指与四指的指面作对称性着力，夹持住受术者的肌肤或肢体，相对用力挤压并一紧一松逐渐移动者，称为捏法。小儿捏法主要用于脊柱，故又称捏脊法。

操作步骤

①受术者取俯卧位，被捏部位裸露，施术者双手呈半握拳状，拳心向下，拳眼相对，用两拇指指面的前1/3处或指面的桡侧缘着力，并顶住受术者龟尾穴旁的肌肤，食、中两指的指面前按，拇、食、中三指同时用力将该处的皮肤夹持住并稍提起，然后双手交替用力，自下而上，一紧一松挤压向前移动至大椎穴处。

②受术者取俯坐位或俯卧位，被捏部位裸露，施术者双手呈半握拳状，拳心相对，拳眼向上，食指半屈曲，用其中节的桡侧缘及背侧着力，并顶住

受术者龟尾穴处的肌肤，拇指端前按，拇、食两指同时用力将该处的皮肤夹持住并稍提起，然后双手交替用力，自下而上，一紧一松挤压向前移动至大椎穴处。

（7）运法　以拇指指纹面或食、中指的指纹面在患儿体表做环形或弧形移动，称为运法。

操作步骤　施术者一手托握住受术者手臂，使被操作的部位或穴位平坦向上，另一手以拇指或食指、中指的指纹面着力，轻附着在治疗部位或穴位上，做由此穴向彼穴的弧形运动；或在穴周做周而复始的环形运动，每分钟操作 60～120 次。

（8）捣法　以中指指端，或食、中指屈曲的指间关节着力，做有节奏的叩击穴位的方法，称为捣法。

操作步骤　受术者取坐位，施术者一手握持住受术者食、中、无名、小指四指，使手掌向上，用另一手的中指指端，或食指、中指屈曲后的第一指间关节突起部着力，其他手指屈曲相握，以腕关节做主动屈伸运动来发力，有节奏的叩击穴位 5～20 次。

（9）拿法　以单手或双手的拇指与食、中两指相对夹捏住某一部位或穴位处的肌筋，逐渐用力内收，并做一紧一松的拿捏动作，称为拿法。有"捏而提起谓之拿"的说法。

操作步骤　以单手或双手的拇指与食、中两指的指纹面的前 1/3 处相对着力，稍用力内收，夹持住某一部位或穴位处的肌筋，并进行一紧一松的、轻重交替的、持续不断的提捏动作。

（10）擦法　施术者以手在受术者体表做直线往返摩擦运动，称为擦法。分为掌擦法、大鱼际擦法（也称鱼际擦法）、小鱼际擦法（也称侧擦法）、指擦法等。

操作步骤　施术者拇指或食、中、无名指的指面、手掌面、大鱼际、小鱼际部分着力，附贴在受术者体表一定的经络或特定穴或治疗部位的皮肤上，稍用力下压，肩、肘关节放松，以肩关节为支点，上臂前后摆动，肘关节做屈伸运动，带动前臂使着力部分在受术者体表做上下或左右方向的直线往返摩擦运动，使之产生一定的热量。

（11）搓法　施术者双手掌侧做对称性夹持或托抱住或平压住受术者肢体

的一定部位，交替或同时相对用力做方向相反的来回快速搓揉，并在原部位或同时做上下往返移动，称为搓法。

操作步骤 受术者取坐位，施术者以双手的指掌面着力，附着在肢体的两侧，相对用力夹持住受术者肢体做方向相反的来回快速搓揉，并在原部位或做上下往返移动。

（12）捻法 以拇、食指指纹面捏住一定部位，做相对用力往返捻动，称为捻法。

操作步骤 受术者取坐位，以拇指与食指螺纹面或拇指螺纹面与食指中节的桡侧缘相对着力，夹捏住受术者需要治疗的部位，稍用力做对称性的往返快速捻动或上下往返移动。

（13）刮法 施术者以手指或器具的光滑边缘蘸液体润滑剂后直接在受术者一定部位的皮肤上做单方向的直线快速刮动，称为刮法。

操作步骤 受术者取坐位或卧位，施术者以拇指桡侧缘或食中两指指纹面，或食指第二指节背侧尺侧缘着力，或手握汤匙、铜钱等器具，用其光滑的边缘着力，蘸清水、麻油、药水等液体润滑剂后，直接在受术者一定部位或穴位的皮肤上，适当用力做由上往下或由内向外的直线、单方向的快速刮动。

3. 操作要求 小儿推拿操作顺序一般有三种方式，可根据临床情况灵活应用。

（1）先推头面部穴位，再依次推胸腹、四肢、腰背部穴位。

（2）先推主穴，后推配穴。

（3）根据病情轻重缓急，决定推拿的操作顺序。如胃热呕吐，可先推颈项部天柱骨止呕，再推上肢板门、清大肠等。

不管采用哪种方式，无论主穴、配穴，应该先运用轻柔手法（如揉、摩、运、推等），而如掐、拿、捏等强刺激手法，应最后操作，以免刺激受术者引起哭闹，影响下一步的操作和治疗效果。另外，上肢部穴位，不分男女，可根据操作习惯选推左手或右手，一般选一侧即可。根据具体情况灵活掌握操作顺序。

（五）注意事项

1.推拿室应选择避风、避强光、安静的房间，室内要保持清洁卫生，温度适宜，保持空气流通，尽量减少闲杂人员走动，推拿后注意保暖避风寒，忌食生冷。

2. 施术者态度要和蔼，耐心仔细，认真操作，随时观察小儿的反应，保持双手清洁，操作前洗手，不能佩戴戒指、手镯等影响推拿的饰物。经常修剪指甲，刚剪过的指甲，要用指甲锉锉平，保持指甲圆滑，以免损伤小儿肌肤。天气寒冷时，保持双手温暖，避免小儿因此着凉而加重病情。

3. 推拿时间应根据患儿年龄大小、病情轻重、体质强弱及手法的特性而定，一般不超过20分钟，亦可根据病情灵活掌握。通常每日治疗1次，高热等急性病可每日治疗2次。

4. 上肢部穴位，习惯只推一侧，无男女之分；其他部位的双侧穴位，两侧均可治疗。

5. 治疗时应配合推拿介质，如滑石粉等，既可润滑皮肤，防止擦破皮肤，又可提高治疗效果。

6. 小儿过饥过饱，均不利于推拿疗效的发挥，最佳的小儿推拿时间宜在饭后1小时进行。在小儿哭闹时，应先安抚小儿再进行推拿治疗。推拿时应注意小儿体位，以小儿舒适为宜，既能消除小儿恐惧感，又要便于临床操作。

7. 每次推拿治疗一个患儿后，术者要认真清洗或用免洗消毒液清洁双手，保持清洁，避免交叉感染发生。

1. 便秘

李某，男，4岁。

主诉（家长代诉） 大便3天未解，腹胀、心烦不安2天。

现病史 患儿3天前开始大便未解，2天前出现腹胀、心烦不安，影响睡眠。患儿平素有偏食习惯，饮食过于精细，喜食味重之物，吃饭时只吃肉食，不爱吃水果、蔬菜类食物。现患儿大便不解，食少腹胀，时有腹部胀痛，口干口臭，心烦不安，时欲饮冷，小便短赤。

查体 舌质红，苔黄厚，指纹色紫。

既往史　既往体健。

中医诊断　便秘（肠胃积热证）。

西医诊断　功能性便秘。

治则治法　调理脾胃，消积导滞。

操作部位　上肢、腹部、背部。

操作穴位　脾经、大肠、胃经、六腑、内八卦、小横纹、腹部、七节骨。

主要手法　推法、运法、摩法。

操作步骤

（1）清补脾经　施术者一手持受术者拇指伸直以固定，另一手以拇指指端自受术者拇指指端桡侧缘由指根向指尖方向往返推 100～500 次，为平补平泻，称清补脾经。

（2）清大肠　施术者一手持受术者食指以固定，另一手以拇指指纹面由受术者虎口推向食指尖 100～500 次。

（3）清胃经　施术者一手持受术者拇指以固定，另一手以拇指端自受术者大鱼际桡侧缘从掌根向拇指方向直推 100～500 次，称清胃经。

（4）退六腑　施术者一手持受术者腕部以固定，另一手拇指或食、中指面自受术者前臂尺侧缘由肘横纹推向腕横纹，推 100～500 次，称退六腑。

（5）逆运内八卦　施术者一手持受术者四指以固定，掌心向上，拇指按定离卦，另一手食、中二指夹持受术者拇指，拇指自兑卦运至离卦，运 100～500 次，称逆运内八卦。

（6）推小横纹　施术者一手将受术者四指并拢用另一手拇指桡侧从食指横纹处推向小指横纹处，推 100～150 次。

（7）摩腹　受术者取仰卧位，施术者用掌面或四指顺时针摩腹 5 分钟。

（8）推下七节骨　受术者俯卧，施术者以拇指指纹面桡侧或食、中两指指纹面着力，自上向下做直推法 100～300 次。

（9）每日 1 次，10 次为 1 疗程。

健康宣教

（1）对于以奶粉喂养为主的婴幼儿，奶粉宜调稀一些，并加适量果汁或蔬菜汁。对于断奶后的小儿，主食不宜过于精细，鼓励宝宝多吃富含纤维素的蔬菜及香蕉、梨、苹果等水果，并应多饮水。

（2）少食辛辣香燥等易于上火之品。

（3）养成一个良好的定时排便习惯，改掉如厕不良习惯。

（4）积极锻炼身体，多运动，保持每天有足够的运动量。

（5）及时治疗原发疾病，如先天性巨结肠、过敏性结肠炎等。

效果评价

	症状		分值	治疗前	治疗后		
					3天	6天	10天
主症	排便困难情况	0级：无	0				0
		1级：轻度	1				
		2级：中度	2	2	2	2	
		3级：重度	3				
	排便频率（天/次）	0级：1～2天	0			0	0
		1级：3天	1	1	1		
		2级：4～5天	2				
		3级：大于5天	3				
	腹满胀痛	0级：无	0				0
		1级：偶尔	1			1	
		2级：有时	2	2	2		
		3级：总是	3				
次症	暴躁易怒或郁郁寡欢	0级：偶尔	0				0
		1级：有时	1			1	
		2级：经常	2	2	2		
		3级：总是	3				
次症	食量减少	无	0				
		偶尔	1				1
		食量较正常减少1/2	2	2	2	2	
		食量较正常减少2/3	3				

2. 厌食症

张某，女，3 岁。

主诉（家长代诉） 厌食 3 月余。

现病史 面色萎黄，爱出虚汗，经常感冒，体倦乏力，饮食或是吃生冷食物就腹泻。现纳差厌食，大便稀溏，日行 2～3 次。

查体 面色少华，唇色淡白，舌质淡，舌苔薄白，脉细弦。

既往史 既往体健。

中医诊断 厌食（脾胃气虚证）。

西医诊断 厌食症。

治则治法 健脾益气。

操作部位 上肢、下肢、腹部、背部。

操作穴位 脾经、板门、内八卦、足三里、腹部、捏脊。

主要手法 推法、按法、揉法、运法、摩法、捏法。

操作步骤

（1）补脾经 施术者一手持受术者拇指以固定，另一手以拇指指纹面旋推受术者拇指指纹面；或将受术者拇指屈曲，以拇指端循受术者拇指桡侧缘由指尖向指根方向直推 100～500 次（图 6-16）。

（2）揉板门 施术者以一手持受术者手部以固定，另一手拇指端揉受术者大鱼际平面，揉 50～100 次，称揉板门（图 6-17）。

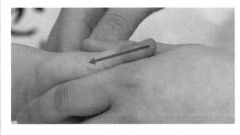
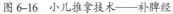

图 6-16 小儿推拿技术——补脾经

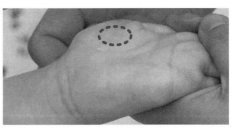

图 6-17 小儿推拿技术——揉板门

（3）逆运内八卦 施术者一手持受术者四指以固定，掌心向上，拇指按定离卦，另一手食、中二指夹持受术者拇指，拇指自兑卦运至离卦，运 100～500 次，称逆运内八卦（图 6-18）。

（4）按揉足三里 受术者取坐位，以拇指端或指纹面着力，稍用力按揉

20 ～ 100 次（图 6-19）。

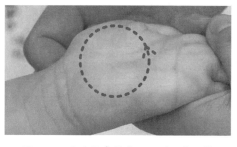

图 6-18 小儿推拿技术——逆运内八卦

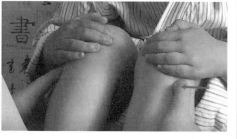

图 6-19 小儿推拿技术——按揉足三里

（5）摩腹 受术者取仰卧位，施术者用掌面或四指顺时针摩腹 5 分钟（图 6-20）。

（6）捏脊 受术者取俯卧位，施术者以拇指与食中两指呈对称着力，自龟尾开始，双手一紧一松交替向上挤捏推进至第一胸椎处，反复操作 3 ～ 7 遍（图 6-21）。

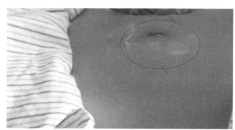

图 6-20 小儿推拿技术——摩腹

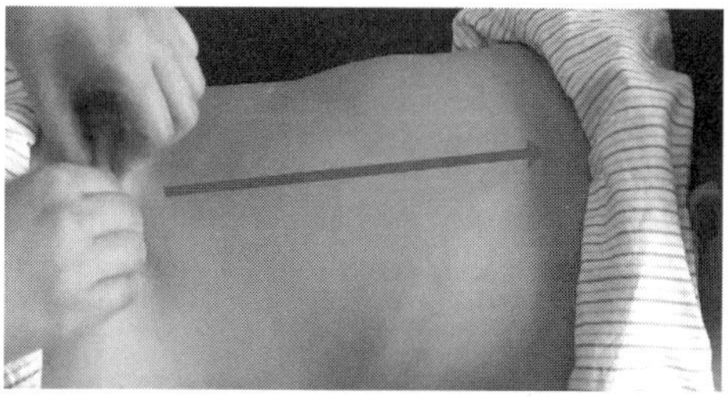

图 6-21 小儿推拿技术——捏脊

（7）每日 1 次，10 次为 1 疗程。

健康宣教

（1）保持合理的膳食，建立良好的进食习惯。动物食品含锌较多，须在膳食中保持一定的比例。此外可增加锌的摄入量，于食 100g 盐中掺入 1g 硫酸锌，使锌的摄入达到标准用量（约每日 10mg），可以增加食欲。如有慢性疾病和营养不良，须及早治愈。

（2）对孩子厌食的心理矫治，应做好以下几点：

①给孩子做出好榜样。事实表明，如果父母挑食或偏食，则孩子多半也是个厌食者。

②注意引导。当孩子不愿吃某种食物时，大人应当有意识有步骤地去引

导他们品尝这种食物，既不无原则迁就，也不过分勉强。

③创造良好的进食气氛，使孩子在愉快心情下摄食。

④不要使用补药和补品去弥补孩子营养的不足，而要耐心讲解各种食品的味道及其营养价值。

效果评价

症状			分值	治疗前	治疗后		
					3天	6天	10天
主症	食欲不振	无	0				0
		不思进食	2			2	
		厌恶进食	4	4	4		
		拒食	6				
	食量减少	无	0				
		食量较正常减少 1/3	2				2
		食量较正常减少 1/2	4			4	
		食量较正常减少 2/3	6	6	6		
次症	面色少华	无	0				
		面色次润	2				2
		面色无华	4			4	
		面色萎黄无华	6	6	6		
	乏力	无	0				0
		偶尔	2				
		有时	4			4	
		经常	6	6	6		
次症	大便稀溏	无	0				0
		便溏	2	2	2	2	
		稀水样	4				
		水样便	6				

附：小儿推拿技术流程图（图6-22）

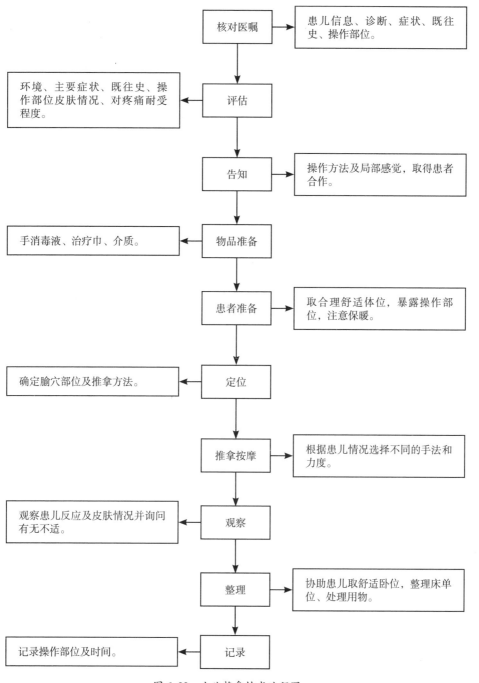

图6-22 小儿推拿技术流程图

四、手法按摩排乳技术

手法按摩排乳是指用推揉法按摩乳房，达到疏通乳络、排出淤积的乳汁，解除或缓解因积乳引起的疼痛、乳房肿块及发热症状，也可帮助乳少患者增加乳量。

（一）技术原理

1.点按刺激穴位以行气。分别按压膻中穴、膺窗穴、乳中穴、乳根穴、期门穴。

2.由浅至深逐层按摩推揉以通经，轻拿提拉乳头及乳晕部，引起排乳反射，可以扩张乳管，排出乳头乳晕部位的乳管内的积乳或分泌物，起到"开闸放水"之效。

3."包围式"舒缓通络以排乳，双手拇指及食指轮换由乳根部向乳头方向推按数次，由轻到重。

（二）适应证与禁忌证

1.适应证　适用于急性乳腺炎郁滞期乳汁淤积、阻塞乳络、乳房肿胀疼痛、乳少症的患者。

2.禁忌证

（1）乳腺脓肿形成后或已破溃。

（2）局部脓肿穿刺后。

（3）皮肤表面破溃。

（4）对疼痛不耐受的患者。

（三）操作步骤与要求

1.施术前准备

（1）用物准备　手消、治疗单、毛巾（图6-23）。

（2）操作部位选取与准备　双侧乳房。

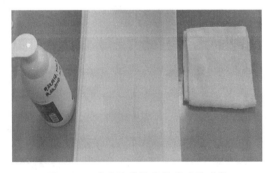

图6-23　手法按摩排乳技术用物准备

（3）受术者体位准备　平卧位。

（4）操作环境准备　环境整洁，室温适宜。

2. 排乳方法

（1）点法　用屈曲的指间关节突起部分为力点，按压于某一治疗点上，称为点法。它由按法演化而成，可属于按法的范畴。具有力点集中，刺激性强等特点。有拇指端点法、屈拇指点法和屈食指点法三种。

（2）拿法　用拇指和食、中二指或其余四指相对用力，提捏或揉捏某一部位或穴位，称为拿法。

（3）按法　用手指或手掌面着力于体表一部位或穴位上，逐渐用力下压，称为按法。

（4）揉法　用大鱼际、掌根，或手指指纹面吸附于一定的治疗部位，作轻柔缓和的环旋运动，并带动该部位的皮下组织，称之为揉法。以大鱼际为力点，称鱼际揉法。

（5）推法　用拇指或手掌或其他部位着力于人体某一穴位或某一部位上，作单方向的直线或弧形移动，称为推法（图6-24）。

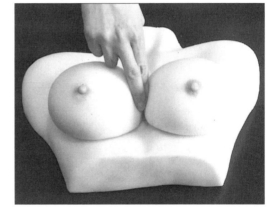

图 6-24　手法按摩排乳技术——推法

3. 操作步骤

第1步：受术者取平卧位，袒露双乳，尽量放松，同时注意保暖以防外感。

第2步：穴位按摩，取膻中穴、膺窗穴、乳中穴、乳根穴、期门穴。用中指及食指以点按的手法进行按摩，手法轻重适度，按摩穴位共约1分钟，以局部微红为宜。主要疏肝理气，活络通乳，促进乳汁分泌。

第3步：润滑乳房，首先刺激乳头，用大拇指及食指放在距乳头根部2cm的地方，大约乳晕边缘处，两指向胸壁方向轻轻下压，压在乳晕下方的乳窦上，向上轻轻提拉乳头。排出部分乳汁后润滑乳房，目的是使其摩擦力减小，减轻疼痛，乳少者可用温水或橄榄油代替，切忌干搓乳房，加重疼痛。

第4步：排乳，轻柔按压近乳晕部皮肤，先将乳晕周围积乳排空，之后用双手的大鱼际从乳根到乳头延乳腺管方向推出乳汁，乳汁推到乳晕处稍加压力，以免乳汁回流。排出乳汁，松开手指，释放压力。因为乳管分布是以乳头为中心，因此按摩要从外周向乳头方向推挤，同时记得随时润滑乳房。积乳排出，腺体均匀松软，治疗后用小毛巾擦拭局部皮肤。（图6-25）

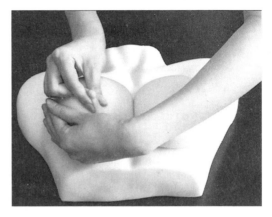

图6-25　手法按摩排乳技术——排乳

（四）注意事项

1. 排乳前检查乳头有无皲裂，导管开口处有无小栓子。

2. 排乳时先推健侧，后推患侧，如双侧均患病，可先从疼痛较轻一侧开始治疗。

3. 排出积乳时应观察有无脓性乳汁。

4. 排乳时间不宜超过20分钟。

5. 排乳后及时擦干乳汁，避免着凉。

举验例案

1. 急性乳腺炎

李某，女，34岁。

主诉　产后2月余，左乳疼痛性肿块1周，皮肤红肿2天。

现病史　患者2月前产后双乳行母乳喂养，1周前无明显诱因发现左乳晕外下方疼痛性肿块，无皮肤红肿、发热，哺乳后自觉肿块有所减小。2天前患者左乳肿块处皮肤红肿，疼痛加重。现患者左乳乳汁瘀积结块，皮色微红，皮肤微热，肿胀疼痛，便秘。

查体 舌质红，苔薄，脉数。

既往史 既往体健。

中医诊断 乳痈（气滞热壅证）。

西医诊断 左乳急性乳腺炎。

治则治法 疏肝清胃，通乳消肿。

操作部位 双侧乳房。

操作穴位 膻中穴、膺窗穴、乳中穴、乳根穴、期门穴。

操作手法 点法、按法、拿法、揉法、推法。

操作步骤

（1）穴位按摩　用中指及食指以点按的手法进行按摩，手法轻重适度，按摩穴位共约1分钟，以局部微红为宜。

（2）给予受术者手法按摩排乳，首先刺激乳头，排出部分乳汁后润滑乳房。轻柔按压近乳晕部皮肤，先将乳晕周围积乳排空，之后用双手的大鱼际从乳根到乳头延乳腺管方向推出乳汁。积乳排出，腺体均匀松软，治疗后用小毛巾擦拭局部皮肤。

（3）疗程　每日1次，2次为1疗程。

健康宣教

（1）生活起居　指导患者按需哺乳，哺乳后要排空剩余乳汁；高热或脓肿形成时停止哺乳；保持乳房及乳头清洁，如出现乳头皲裂，可用蛋黄油或橄榄油外涂。

（2）饮食指导　宜食疏肝理气、通乳消肿的食品，如白萝卜、白菜等或食疗方（萝卜丝汤）。

（3）情志调理　多与患者沟通，劝导安慰其正确对待疾病，关心、体贴病人，增强其战胜疾病的信心；鼓励家属多陪伴患者，给予心理支持。

效果评价

通过手法治疗将淤积的乳汁排出，乳房局部皮肤红肿处外敷乳通散，患者治疗2次后左乳局部红肿消退，疼痛减轻，乳汁排出通畅。

附：手法按摩排乳技术流程图（图6-26）

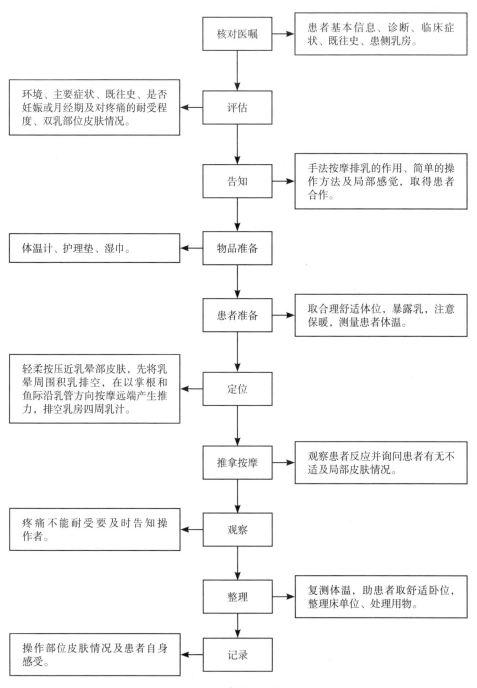

核对医嘱 → 患者基本信息、诊断、临床症状、既往史、患侧乳房。

评估 ← 环境、主要症状、既往史、是否妊娠或月经期及对疼痛的耐受程度、双乳部位皮肤情况。

告知 → 手法按摩排乳的作用、简单的操作方法及局部感觉，取得患者合作。

物品准备 ← 体温计、护理垫、湿巾。

患者准备 → 取合理舒适体位，暴露乳，注意保暖，测量患者体温。

定位 ← 轻柔按压近乳晕部皮肤，先将乳晕周围积乳排空，在以掌根和鱼际沿乳管方向按摩远端产生推力，排空乳房四周乳汁。

推拿按摩 → 观察患者反应并询问患者有无不适及局部皮肤情况。

观察 ← 疼痛不能耐受要及时告知操作者。

整理 → 复测体温，助患者取舒适卧位，整理床单位、处理用物。

记录 ← 操作部位皮肤情况及患者自身感受。

图 6-26　手法按摩排乳技术流程图

附　中医护理实践案例

1例产后哺乳期乳导管内乳栓堵塞引发的哺乳期急性乳腺炎的护理病例报告

范东盼

（北京中医药大学东方医院外二乳腺科）

哺乳期急性乳腺炎是乳腺的急性化脓性感染，是乳腺管内和周围结缔组织炎症，多发生于产后哺乳期的妇女，尤其是初产妇更为多见。常发生在生产后的第三或者是第四周多见。临床表现主要为乳房局部变硬，皮温升高，有压痛、皮肤发红等症状。有时还可伴有畏寒、发热、寒战等全身的菌血症的症状。通常患者可表现为腋窝淋巴结的肿大，以及血常规提示白细胞以及中性粒细胞比例增高。

本文探讨了1例哺乳期急性乳腺炎的预防以及形成后的护理。方法：饮食清淡易消化，保持心情舒畅，手法按摩排乳。经过精心治疗及护理，哺乳期急性乳腺炎治愈。报道如下：

1. 临床资料

患者主诉左乳房胀痛难忍，拒触，触之剧痛，同时伴有恶寒发热，口渴症状，自述焦虑。即测T38.5℃，BP120/80mmHg，P80次/分，R18次/分，主诉一天前左乳胀痛难忍，未予处理，自述哺乳后略有好转。现疼痛加重于上午9:00来乳腺科门诊就诊。视诊可见左乳积乳致条索状隆起，局部区域红肿，红肿范围大小约4×4cm。全血细胞分析：WBC1.5×10^9/L↑，中性粒细胞0.8×10^9/L↑。

2. 护理

2.1 辨证施护

气滞热壅

症状：乳汁淤积结块、皮色微红、皮肤微热，肿胀疼痛，伴有恶寒发热，口渴，脉数。

证候分析：情志焦虑，肝失条达或胃热，气滞血凝，经络受阻，壅结成痈。故见乳房内出现界限不明显之肿块，气血与乳汁凝滞则排乳不畅，肿胀疼痛。邪热内盛，营卫失和，则出现恶寒发热。口渴，脉数均为热象。

中医诊断：乳痈；西医诊断：哺乳期急性乳腺炎。

2.2 护理诊断

疼痛：与乳络阻塞，不通则痛有关。

体温过高：与乳汁淤积，日久化热，或肝郁胃热，或感受外邪，郁久化热有关。

焦虑：与担心无法继续哺乳有关。

知识缺乏：与缺乏哺乳期乳房保健知识有关。潜在并发症：传囊乳痈，与脓液波及其他乳络有关。

2.3 护理量表

根据 NRS 疼痛评分标准，患者来院时评分为 6 分。

2.4 护理措施

2.4.1 饮食护理　给予患者清淡、低脂肪、易消化、富营养的饮食。如粥、面条汤羹等。避免辛辣油腻及鱼腥之物，如肥肉、烟酒、鱼虾等。鼓励患者多饮水，多食蔬菜水果。

2.4.2 情志护理　鼓励家属多与患者沟通，给予心理支持。指导患者听舒缓音乐，转移注意力，放松心情。

2.4.3 中医护理　手法按摩排乳

手法按摩排乳消除积乳肿块原理图示。

（1）奶栓堵塞乳管（附图 1）。

（2）乳汁淤积，肿胀，硬块（附图 2）。

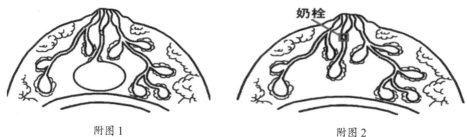

附图 1　　　　　　　　　　　　附图 2

（3）栓子排出，乳汁涌出（附图 3）。

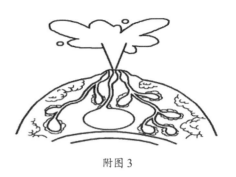

附图 3

2.5 护理效果

电话随访：患者主诉当日 19：00 乳房疼痛明显减轻，NRS 疼痛评分为 2 分，左乳条索状隆起消失，乳房局部红肿区域明显减小，自测体温 36.5° C，可以继续哺乳，自述焦虑情况明显好转。治疗前后效果。

3. 讨论

本文对一例哺乳期急性乳腺炎通过饮食清淡易消化，保持心情舒畅，手法按摩排乳等精心治疗及护理后治愈，有效预防及护理是治疗哺乳期急性乳腺炎的关键。

通过有效的评估，根据患者的病情，制定、改善护理措施，以病人为中心，加上护理人员的爱心、耐心、责任心，一切从病人的实际出发，强调"个性化"的护理，即针对不同的个案、不同的病因，客观地对待哺乳期急性乳腺炎发生的危险因素，充分认识其危害，并努力研究，在不同的哺乳期急性乳腺炎病案中查漏补缺，取短补长，尽力做到完美，这样哺乳期急性乳腺炎的预防和护理才能取得突破性进展，并且可以使得护理工作做到更加细致。

1 例耳穴贴压结合耳部穴位推法治疗中风后气虚型便秘的护理病例报告

李陈晨，王雪送，杨宇，胡世荣

（北京中医药大学东方医院脑病二科）

便秘是指无结构异常或代谢障碍的一种疾病，表现出粪便坚硬，排便困难等症状，是中风患者常见并发症，其发生率高达 50% 以上。常规护理注重用药指导和饮食管理，对改善症状有一定效果，但效果有限，缺乏针对性。目前，西医对于便秘的治疗，主要采用对症治疗、心理干预、药物治疗和手术等，但存在一定的不良反应，如手术并发症问题，滥用药物的不良反应及药物依赖性问题。中医技术耳穴贴压指在耳穴表面用胶布固定用某些药物种子进行贴压的一种方法，此法简单易行，花费少，且无不良反应。我对一例中风后便秘的患者采用耳穴贴压联合耳部穴位推法改善便秘，耳穴贴压理论依据有生物全息论、神经学说、经络学说和德尔他反射学说，耳穴贴压具有平衡阴阳、调整脏腑、疏通经络、扶正祛邪、活血止痛、通便排石的功能。病例分享如下：

1. 临床资料

崔某某，男，70 岁，2020 年 11 月 6 日以中风病（脑梗死恢复期）入院，中医辨证为气虚血瘀证，患者入院时倦怠嗜卧，口唇紫暗，右侧肢体活动不利，偶有麻木，气短乏力，纳食不香，舌淡质暗，苔薄白，面白少华，脉弦细。大便七日未排，便干质硬，如坚果状，排便不畅，便后乏力，患者曾服用果导片 9 年，每日两次，每次 6 ～ 8 片，导致胃大部萎缩 3 年余，肝功检查中谷丙转氨酶（ALT）150μ/L 升高、谷草转氨酶升高（AST）100μ/L 升高，肾功能检查中肌酐 150μmol/L 升高、尿素升高 140mmol/L 升高。评价标准应用便秘评分量表和布里斯托大便分类法，布里斯托大便分类法（CCS）将大便分为 8 个评分项目，其中包括排便频率、困难程度、排净程度、疼痛等，评分范围 0 ～ 30 分，大于 15 分为便秘，分值越高提示便秘程度越高。布里斯托大便分类法它将大便分为七类，其中 1 表示一颗颗硬球，2 表示香肠状，但表面凹凸，

3 表示香肠状，但表面有裂痕，4 表示像香肠或蛇一样，且表面很光滑，5 表示断面光滑的柔软块状，6 表示粗边蓬松块，糊状大便，7 表示水状，无固体块，1 和 2 表示有便秘，3 和 4 是理想便形，5 到 7 表示可能有腹泻。

2. 护理

2.1 护理评估

患者 Barthel 评分是 65 分，跌倒坠床评分是分，压疮危险因素评分是 17 分，入院查体生命体征正常，心理社会状况良好，便秘评分量表（CCS）是 20 分，布里斯托大便分类法（Bristol）大便性质为 1，患者主要护理问题是便秘，患者年老虚弱，脾气亏虚，中焦失运，辨证为气虚型便秘，同时存在有血瘀的症状。

2.2 护理措施

2.2.1 第一阶段 2020 年 11 月 6 日，结合患者的症状，首次耳穴贴压主穴取直肠、大肠、肺、脾、便秘点、胃，配穴取腹和三焦。根据藏象学说，直肠、大肠、腹可以增加肠蠕动促进排便，肺与大肠相表里，脾主运化，三焦化气输精，胃主通降，便秘点属于经验用穴。耳穴贴压每天按压 3～5 次，每次 1～2 分钟，每四天更换。2020 年 11 月 10 日，结合布里斯托大便分类法，患者大便性质是 3，便秘评分量表是 18 分，但观察患者舌下脉络瘀紫无明显改变。

2.2.2 第二阶段 2020 年 11 月 11 日，为患者耳诊时发现患者耳部消化道反射区隆起，根据全息理论，用探棒头端推耳部消化道反射区，从耳部消化道反射区口、食道、贲门、胃、十二指肠、小肠一直推到大肠。第二天继续予耳穴贴压，主穴加肝穴，配穴加小肠穴，依据藏相学说中肝主疏泄，小肠主受盛化物。2020 年 11 月 15 日患者的便秘评分量表是 16 分，并且观察患者舌下脉络瘀紫有改善，说明此方法有效。

2.2.3 第三阶段 2020 年 11 月 16 日，为了改善患者的血瘀症状，予推耳部消化道反射区同时加推肝区，第二天再次予患者耳穴贴压，方法和穴位同前，2020 年 11 月 20 日，结合布里斯托大便分类法，患者的大便性质是 4，患者的便秘评分量表是 10 分，观察患者舌下脉络瘀紫有明显改善。

3. 效果

患者治疗前后便秘症状及效果评估对比见附表 1。

附表 1　患者治疗前后便秘症状及效果评估对比

评定日期	2020-11-6（治疗前）	2020-11-10（治疗第四天）	2020-11-15（治疗第九天）	2020-11-20（治疗第十四天）
便秘评分量表（CSS）	20 分	18 分	16 分	10 分
布里斯托大便分类法（Bristol）	1	3	3	4

4. 讨论

中医学认为，便秘的发生与大肠、肺、肝、脾、胃等脏腑关系密切，《素问灵兰秘典论》记载"大肠者，传导之官，变化出焉"，体现了大肠的传导功能。脾胃为水谷运化之源，脾升胃降，最后将糟粕转输于大肠，患者年老体弱可导致大肠传导失常，最终导致便秘的发生，同时也依赖于肝的疏泄功能。耳穴是耳郭表面与人体脏腑经络、组织器官、四肢躯干相互沟通的部位。《灵枢·口问》曰："耳者，宗脉之所聚也。"所以五脏六腑的病变均可以通过耳穴贴压来治疗。

此病例运用耳穴贴压联合耳部穴位推法，改善便秘有效，在治疗过程时及时根据患者的症状

给予耳部穴位调整，在护理过程中耳穴贴压辨证取穴对于治疗效果至关重要，绿色无副作用的治疗不仅能够提高舒适度、缓解不适症状，还有助于减少西药依赖性及副作用的产生，减少病人的痛苦和经济负担，这例成功的经验，可以指导临床工作。

1例胃瘫患者的护理病例报告

张中华

（北京中医药大学东方医院肿瘤科）

术后胃瘫综合征（PGS）简称胃瘫，是腹部外科手术后产生的胃肠功能紊乱而引起胃排空延缓症状，以流出道非机械性梗阻为主要临床表现的功能性疾病，主要表现为胃引流量较大、恶心、呕吐、腹胀、腹部膨隆等。国外文献报道，胃部手术后10%～25%的患者发生胃排空延迟。Chen等报道胃部手术越大、越复杂，胃瘫发生率越高，可达3%～26%。近年来胃癌术后胃瘫的发生率呈上升趋势，愈发受到医护人员重视。PGS给患者带来心理和躯体以及经济上的负担，严重损害患者的营养状态和社会交往，影响患者的生活质量，术后早期护理能有效预防胃瘫反复，减少患者进行二次手术的风险，因此，应加强对胃癌术后胃瘫患者护理的关注，制定综合有效的护理措施，促进患者早日康复。

胃癌患者生存期较短、体质差，术后还需进行放疗或化疗等治疗，及时恢复患者胃排空功能、缓解胃瘫症状，对延长患者生存期具有重要意义。因胃瘫综合征发病机制尚不清楚，目前仍缺乏有效的治疗措施。临床治疗多为非手术治疗，以对症治疗为主，且药物治疗还存在副作用明显、效果不理想、价格昂贵等缺点。

为寻求更安全有效的胃瘫治疗与护理方法，根据中医"六腑以通为用"的理论，本研究应用穴位按摩＋生姜涂擦＋悬灸的方法对胃癌术后胃瘫综合征患者进行治疗与护理，取得了良好的效果。现报道如下：

1.临床资料

1.1 一般资料

患者李某某，男，46岁。胃癌大部切除术后2月余，干呕腹胀2天。

2020年7月底患者于无明显诱因出现胃痛，无反酸，不伴恶心及呕吐，自行口服奥美拉唑等药物未见缓解。故患者就诊于承德医学院附属医院，行胃镜检查示：胃体溃疡性质待定，病理诊断报示：（胃体）慢性溃疡，固有层间质内见异形上皮样细胞，考虑低分化腺癌，建议免疫组化明确。补充报告（2020-8-3）：（胃体）结合免疫组化，病变符合低分化腺癌。免疫组化示：CK（+）LCA（-）CD34（血管+）。

2020-8-8 患者就诊于中国医学科学院肿瘤医院门诊，行胸部及腹部 CT 示：1.胃体小弯侧近贲门处局部胃壁增厚，胃体大弯侧局部胃壁增厚，请结合镜检。2.左肾结石。3.右肺中叶少许索条，考虑慢性炎性改变。未予诊治。

2020-8-20 患者于中国医学科学院肿瘤医院门诊复查，胸部 CT 示：1.右肺中叶及左肺舌段少许条索，同前相仿，考虑慢性炎性改变，余双肺未见明显结节。2.纵隔、双肺门未见明确肿大淋巴结。3.双侧胸腔、心包未见积液。4.扫描范围可见胃体大弯侧壁增厚，建议结合腹部相关检查。

2020-8-27 患者在全身麻醉下行胃大部切除伴胃 – 空肠吻合术（BillrothII式手术），术后病理示：（胃大部）胃局限溃疡型低分化腺癌（Lau-ren 分型：弥漫型），浸润至深肌层；可见神经侵犯，未见明显脉管瘤栓；肿瘤未累及幽门及十二指肠。

上切缘及下切缘均未见肿瘤。（大网膜）未见异常。淋巴结未见转移性癌（0/37）。HER2（+），MLH1（+），MSH2（+），MSH6（+），PMS2（+）。 患者术后出现胃肠吻合口狭窄，给予肠内营养及对症治疗后出院。随后患者在当地医院间断行肠内营养支持、胃肠减压治疗效果不佳。

2020-11-2 于中国医学科学院肿瘤医院门诊行胃镜示：胃肠吻合口未见狭窄。但胃镜检查后患者当即出现干呕、腹胀，伴头晕，发热，体温最高可达39.2℃，全血细胞分析示：中性粒细胞百分比84.3%，淋巴细胞百分比10.1%。患者为进一步诊疗，至我院就诊。

入院症见：干呕频发，腹胀，伴胃脘部局部压痛，无反跳痛及肌紧张。入院后时有头晕，间断发热，体温最高可达39.2℃，不能进食，无反酸烧心，无腹痛，二便正常。

既往史：急性胆囊炎病史2年，否认高血压、糖尿病、冠心病等慢性病史，否认肝炎、结核等传染病史，否认外伤、中毒史，否认其他手术史。否认药物及食物过敏史。生于河北省承德市丰宁满族自治县，否认疫水疫区接触史，无不良烟酒嗜好。适龄结婚，配偶体健。否认肿瘤及其他家族遗传病史。

体格检查：神色形态：神志清，精神差，形体偏瘦。语声气味：语声正常，未闻及特殊气味。舌象脉象：舌质淡红苔白，脉沉细，T38.2℃，P110次／分，R20次／分，BP94/68mmHg，身高170cm，体质量46kg，KPS90分，NRS0分。

1.2 诊断

西医诊断：胃恶性肿瘤，胃低分化腺癌术后，胃瘫。

中医诊断：胃癌病。

中医辨证分型：脾胃气虚，痰瘀互阻证。

2. 方法

西医给予禁食、持续胃肠减压，给予肠内外营养性支持，维持水、电解质平衡，遵医嘱给予患者止吐药及促胃动力药等治疗。中医应用辨证施护的中医护理方案对患者进行护理，包括穴位按摩＋生姜涂擦＋悬灸等方法。

2.1 制订中医护理方案与实施

2.1.1 制订方案　方案主要包括3项，分别为穴位按摩＋生姜涂擦＋悬灸。由中医外治的护士按医嘱对患者进行2周操作，每日2次，每次30分钟。以达到改善胃瘫患者腹胀、腹痛、恶心呕吐情况，提高患者的术后生活质量。

2.1.2 实施方案　施术者运用拇指或食指、中指指腹对选定穴位进行点按、点揉，并交替进行。力度以患者感到酸、麻、胀、痛为准。根据患者不同年龄、性别、用力习惯等掌握施压的程度，避免受压过重或过轻。过轻达不到治疗效果，过重可能引起患者痛苦或损伤。然后于酸胀麻处（穴位点）用鲜姜泥按压搓揉，使局部发烫并皮肤变红。最后采用回旋灸、雀啄灸、温和灸三种选悬灸法，引发透热、扩散热源、传导热量等热敏灸感，经过经气传输及灸量的控制，达到远部热、深部热、患部热的效果，从而激发经络感传，促进经气传输，使气至病所，更好的提升临床治疗效果。每日2次，每次30分钟，2周为一疗程。

3. 效果评价（附图4、5）

2020年11月4日入院：患者腹胀痛、恶心干呕、不能进食；

2020年11月14日：可进流食，无腹胀痛；

2020年11月16日：可进半流食，拔出胃管；

2020 年 11 月 18 日：拔出肠管；

2020 年 11 月 19 日：患者出院。

Barthel 指数评定：入院 80 分，出院 90 分。

BMI 评分：入院 15.91%，出院 17.3%。

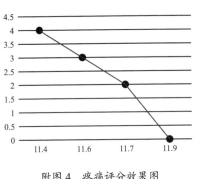

附图 4　疼痛评分效果图

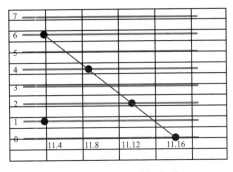

附图 5　呕吐效果评分图

4. 讨论

中医学强调机体功能障碍与脏腑的关系，认为肿瘤术后胃肠功能紊乱出现的各种症状多与脾胃脏腑功能失调有关。人体穴位与经络、脏腑联系密切，通过穴位按摩可明显增强五脏六腑功能，促进新陈代谢，调节体液循环，进而实现调节、改善脏腑功能的作用。

中脘、关元、涌泉、足三里是治疗胃肠疾病的四要穴。中脘即为胃之募，腑之会，是六腑经气交会的场所，脾胃生化输布的枢纽、营卫气血之源，具有补中气、化滞和中的作用；关元促进气血运行，能促进肠道功能的改善，增强其对营养物质的吸收能力；涌泉为肾经井穴，与各脏腑，经络密切相关，足底有丰富的毛细血管网络，按摩涌泉，可调整人体代谢；足三里有调节胃肠功能的作用，有利于加强胃肠蠕动。上述穴位联合应用，可有效提高胃动力，加强胃肠蠕动，提高肠道功能，恢复患者术后胃肠功能，提高术后生活质量。先穴位按摩温通脏腑再用生姜涂擦，打开腠理，此外，取生姜性温、味辛，呕家之圣药的作用，最后做悬灸，以达到温通经络、行气活血、消瘀散结、温中益气、扶阳固脱之功效。

采用中医特色护理技术能改善胃癌术后胃瘫患者的临床症状。分析原因为：胃癌术后患者因伤及血气，导致脾胃功能失调，脾失键运，胃失传化，脉络损失，气滞血瘀，中焦受阻。文中患者主要表现为胃排空功能差，腹胀、恶心、呕吐症状明显，分属于中医的"痞满""呕吐""胃胀""纳呆""胃缓"等范畴。

本研究主要采用的穴位按摩＋生姜涂擦＋悬灸法的联合作用可以达到通温、行气、化瘀、健脾功效，作用直接，疗效确切。建议肿瘤术后不能进食的胃瘫患者，可以采用此种方法进行护理，最大限度改善患者的症状，提高临床疗效。

5. 小结

本研究应用穴位按摩＋生姜涂擦＋悬灸的中医特色护理技术，其疗效好、显效快、操作简单，能改善胃癌术后胃瘫患者临床症状和生活质量，为医院术后胃瘫患者实施有效的护理方法提供借鉴。但本研究还存在一定局限性，由于人力、财力和时间等因素限制，本次研究仅涉及一个医院的患者，病例数较少，干预时间短，希望在今后的研究中能开展多中心、大样本的跟踪研究，以进一步验证此方法的科学性与可靠性。

全息经络刮痧在黄褐斑治疗中的应用

胡海荣，王梁敏，许　冰，田亚娟，唐玲

（北京中医药大学东方医院）

　　生物全息理论指出生物体的各局部器官包含了整体的全部信息，是整体的缩影。全息刮痧法正是运用生物全息理论，采取刮拭人体各局部器官的刮痧诊断、治疗方法。面部是身体整体的缩影，也是刮痧美容的常用全息区之一。经络是全息穴区和同名器官之间的联系途径。通过全息穴区与经络相结合的刮痧方法，可以取得更好的效果。黄褐斑是一种常见的后天获得性色素异常疾病，临床表现为对称分布的浅棕色至深褐色色素沉着斑片，多见对称分布于面部，也可见于上肢。张秀勤教授首创了中医全息经络刮痧美容法。在治疗黄褐斑方面，中医全息经络刮痧美容法有着简便易行、成本低廉、疗效较好的特点，本文通过推广该治疗方法相关经验，旨在为黄褐斑中医治疗提供参考。

1. 黄褐斑的病因

　　祖国医学认为黄褐斑是全身性疾病的局部反应，与体内的阴阳、气血、脏腑、经络失调有关。黄褐斑的发生与肝、脾、肾三脏密切相关，主要病机是血瘀、血虚不能上荣于面，治疗上以活血化瘀、养血消斑为主要治疗原则。面部刮痧疗法可疏通面部经络，调和气血，促进病变部位的血液循环，改善组织代谢，有美白消斑、滋润肌肤之功。同时，面部刮痧疗法也可疏通经络，激发脏腑自身的调节机制，使脏腑功能活跃，经络畅通，则痰饮、风邪清除，气血上荣于面，从根本上祛除了黄褐斑生成的基础。

2. 全息经络刮痧的方法

　　尽管个体发生黄褐斑的部位、深浅有差异，但多数患者黄褐斑发生部位会出现在面部经脉循行线和脏腑器官的全息穴区处，而且其对应的经脉、脏腑器官都存在轻重不同程度的气血不足、气血瘀滞的临床症状。针对黄褐斑的治疗，除了进行面部全息刮痧外，还要针对不同的证型选取不同的全息区及经络穴位进行刮痧，才能取得较好效果。

2.1 面部刮痧方法

2.1.1 面部全息穴区分布　额头上二分之一对应大脑，额头下二分之一至眉头对应肺区、咽喉区，两眼中央对应心区，鼻根两侧至眉头内下方对应胸部（乳腺）区，鼻梁的中间对应肝区，鼻梁中间左侧对应胰腺区，右侧对应胆区，鼻头对应脾，鼻翼对应胃，瞳孔及外眼角下方到鼻旁颧骨下侧对应大肠，内眼角及瞳孔下、颧骨内上方对应小肠，上唇上方两侧对应膀胱，上唇正中人中沟，女性对应子宫，男性对应前列腺，上唇两侧女性对应卵巢，下唇下方承浆穴区对应肾脏，同时也反映女性子宫的健康。

2.1.2 面部循行的经脉　督脉、任脉、膀胱经、胆经、胃经、大肠经、小肠经、三焦经、肝经。

2.1.3 面部分区刮痧方法　刮痧时分为额头区、眼周区、面颊区、鼻区、口周区、下颌区六个区域刮拭。额头区分上下两个区域，先刮拭额头上区，平面按揉前额中部头区，以平刮法从额头中间经督脉、膀胱经向两侧刮拭至太阳穴，平面按揉太阳穴。额头下区平面按揉中部咽喉区，从额头咽喉区向外经攒竹穴、阳白穴、丝竹空穴刮至两侧太阳。眼周区先垂直按揉睛明穴，分别经上下眼眶肝经刮至外眼角瞳子髎穴，平面按揉瞳子髎穴。面颊区分上下两个区刮拭，先刮拭上面颊区，平面按揉上迎香穴，经承泣穴、四白穴、上肢区向外上方刮至太阳穴，平面按揉太阳穴，下面颊区，先平面按揉迎香穴，延颧骨内下方经颧髎穴向上刮拭至听宫穴，平面按揉听宫穴。口周区分上下两个区刮拭，先刮拭口唇上部，平面按揉人中穴，经口禾髎穴向两侧刮至地仓穴，平面按揉地仓穴，口唇下部平面按揉承浆穴，沿胃经经地仓穴、大迎穴、下肢区向外上方刮至颊车穴，平面按揉颊车穴。鼻区分为鼻中、鼻两侧两区，分别从上向下刮拭。下颌区分下颌中间，下颌两侧两区，分别从内向外上方刮拭。

2.2 根据不同证型在面部刮痧的基础上刮拭相应的全息穴区及经络穴位

2.2.1 肝郁气滞型黄褐斑　肝郁气滞型临床表现为：面色青黄少光泽，面部黄褐斑多分布在额头两侧、上肢区、外眼角、鼻中部，并伴有心情抑郁、情志不舒或急躁易怒、乳房作胀、心胸憋闷、胁肋胀满、脘闷腹胀，每因嗳气、矢气则舒。

面部刮痧重点按揉阳白穴、瞳子髎穴、上肢区、肝胆区，寻找并按揉黄褐斑下的阳性反应点。背部全息区刮拭：背部肝胆的脊椎对应区，右背部肝胆体表投影区。经络穴位：刮拭背部的膀胱经，重点双侧心俞至膈俞。双侧肝俞至胆俞。按揉双侧肝经的太冲穴。

2.2.2 脾虚型黄褐斑：脾虚型黄褐斑临床表现为面色萎黄，缺少光泽，黄褐斑色淡，色斑多在两颧部。伴有神疲乏力，食欲欠佳，或食后胀满，大便先干后稀或有时便秘；或有经期提前，行经淋漓不净，或经血量多，血色淡红。

面部刮痧重点按揉大小肠区、颧髎穴、迎香穴，寻找并按揉黄褐斑下的阳性反应点。背部全息区刮拭：背部脾胃、肝脏的脊椎对应区，左右背部脾胃肝胆体表投影区。经络穴位：刮拭背部膀胱经，重点双侧肝俞至脾俞、胃俞。按揉胃经双侧足三里穴及脾经双侧血海穴。

2.2.3 肾虚型黄褐斑　面色暗黄或褐黄，面部色斑为暗褐色，多分布在口唇上、口唇两侧下肢区及面颊外侧太阳穴附近，面老年斑亦属于肾虚斑。肾虚型黄褐斑常与月经不调和神经衰弱症状同时存在，也可见于妇女更年期。多伴有经期延迟，行经不畅，或行经腹痛，血色暗红、夹有血块，或绝经期提前。并有心烦、失眠、多梦、健忘、精力减退等症状。

面部刮痧重点按揉肾区，寻找并按揉黄褐斑下的阳性反应点。背部全息区刮拭：背部肾脏、心脏、肝胆的脊椎对应区。经络穴位：刮拭背部督脉至命门。背部膀胱经，重点双侧肝俞、胆俞、肾俞。按揉胃经双侧足三里穴，肾经双侧太溪穴及脾经双侧血海、三阴交穴。

2.3 全息经络刮痧的注意事项

刮痧速度以平静时"一呼一吸"之间刮拭 2～3 次为宜。刮痧力度应柔和地向下渗透至皮下组织或肌肉组织。在按揉黄褐斑下的阳性反应点时，压力应到达骨骼肌肉的深部。刮痧角度：面部刮痧角度一般＜15°，平面按揉穴位时为0°，刮拭背部时，刮痧板与刮拭方向呈45°。刮拭时间：面部刮痧每个部位刮 5～10 次，身体刮痧每个部位 15～20 次，每次总的刮痧时间控制在 40 分钟内。刮痧方向：顺经为补，逆经为泻。刮痧长度：面部刮痧长度一般 3～5cm，背部刮痧长度一般 5～10cm。

3. 小结

面部的黄褐斑是体内经脉脏腑气血不足、气滞血瘀的外在表现。因此，根据观察黄褐斑的部位、形态，可以了解脏腑器官的健康状况，而治疗黄褐斑，除疏通面部黄褐斑部位气血瘀滞的经脉外，更要增强和改善相关脏腑器官气虚血瘀的状况，才会对黄褐斑有标本兼治的效果。因此，一样的皮肤色素沉着，发生的部位不同，则会有不同的刮痧部位。

全息经络刮痧通过有针对性地刮拭躯干四肢部位经穴和全息穴区，可以调理脏腑，增强脏腑功能，特别增强心脏对血液循环的推动力和活血化瘀的功能，净化血液，减轻血脉的瘀滞，从根本上消除产生色斑的原因。

黄褐斑是一种慢性疾病，中医外治在黄褐斑的治疗方面具有独特优势。全息经络刮痧具有操作简单、费用低廉、疗效较好的优点，值得临床推广应用。但目前也存在一些不足，由于对于黄褐斑的疗效判定标准不一致，缺乏量化指标，以致不能科学判定其治疗效果；缺乏足够研究数据进行疗效判定；操作标准化仍需进一步完善；治疗周期长，效果缓慢等。中医护理人员需要进一步的完善和提高治疗方案，在治疗黄褐斑中不断发挥中医的特色优势。

尪痹双膝关节疼痛患者中医特色护理体会

赵丽雪，王　纯，李苏茜，姚建爽，唐玲，李野

（北京中医药大学东方医院）

尪痹，西医又称为类风湿关节炎（RA），是一种慢性全身性自身免疫性疾病，以对称性手、腕、足等多关节肿痛为首发表现，病理改变是关节滑膜炎症和血管翳形成，导致关节软骨和骨侵蚀，出现关节畸形和功能丧失。RA具有较高的致残率，严重者会影响患者寿命，直接威胁患者生命。目前治疗RA的常用药物有生物制剂、靶向小分子药物、非甾体类抗炎药、糖皮质激素等，虽然能延缓病情发展，改善关节症状，但长期应用可能导致消化道溃疡、骨质疏松、抵抗力差等不良反应，患者依从性较差。研究发现，中医特色护理对RA患者关节疼痛有明显的改善作用，能够提高治疗效果，缩短平均住院日，起到改善患者健康状况的作用。本文总结了1例尪痹双膝关节疼痛患者的中医特色护理经验，现报告如下：

1. 临床资料

患者女性，82岁，发病季节：立冬。入院诊断：尪痹（类风湿关节炎），辨证分型：肝肾不足证，痰瘀痹阻证。主诉：双膝关节疼痛，劳累受凉后明显。患者活动受限，纳可，夜寐不安，二便调，舌质淡红，苔薄黄，脉细滑。既往史：肺间质纤维化病史6年，高血压病史6年，现规律服药可控。无药物及食物过敏史。专科检查：双膝关节压痛阳性；X线提示双膝关节退行性病变；骨密度提示重度骨质疏松。经两周中医特色护理2步曲治疗后，患者双膝关节疼痛症状减轻。

2. 护理

2.1 护理评估

2.1.1 疼痛　采用数字分级法（NRS）评估患者疼痛程度，评分范围为0～10分，0分为无痛，10分为剧烈疼痛，分值越高，疼痛越严重。该病例入院是疼痛评分为5分，属于中度疼痛。

2.1.2 日常生活能力评定　采用Barthel指数量表评估，包括大小便控制、

如厕、修饰、穿衣、洗澡、进食、上下楼梯、平地行走、床椅转移等方面，最高分 100 分，分数越高表示生活质量越好。该病例 Barthel 评分为 85 分，属于轻度功能障碍。

2.2 中医特色护理技术

2.2.1 中药蜡疗 ①操作方法：设定蜡锅温度为 45～50℃，用蜡锅将固体石蜡进行加热，使固体石蜡融化成液体石蜡，将 300ml 液体石蜡灌入 24cm×17cm 塑封袋中，排出空气备用。将中药颗粒用温水以 1∶2 的比例混匀，湿度适中，均摊于无纺布中备用。将 39～43℃的中药敷于双膝，中药上覆蜡袋，用宽度为 20cm 的保鲜膜将蜡药包全部包裹在内，缠绕固定加强保温效果。②治疗频次：每周连续 5 次，每次 30 分钟，2 周为 1 疗程。

2.2.2 耳穴贴压 ①操作方法：用 75% 酒精棉签消毒耳廓局部皮肤，选用王不留行籽耳穴贴，将耳穴贴贴在相应穴位，取膝穴、枕小神经点穴、神门穴、心血管系统皮质下穴、肝穴、肾穴、脾穴，用拇指、食指指腹对压王不留行籽，使患者产生酸胀感为宜，力度适中，以患者能耐受为度，并指导患者自行按压。②按压时间：早、中、晚各按压 1 次，每次每个穴位按压 1～2 分钟，每天按压次数不少于 3 次。③注意事项：采用单侧耳廓治疗，3 天后更换对侧，如有潮湿、脱落及时补贴；按压耳穴时禁止揉搓，避免损伤皮肤，增加感染风险。④治疗频次：1 周 3 次，2 周为 1 疗程。

2.3 中医特色健康教育

2.3.1 中医食疗 中医食疗是以中医理论为指导，食物性味为基础，辨证论治为法则，针对食（饮）者体质选择适宜的方法进行食药的烹调，并在食疗、

食法、忌食理论指导下食用的一种防病、治病、保健方法。根据患者体质和疾病证型选择食物理疗。患者年老体弱，辨证为肝肾不足证，痰瘀痹阻证型，因此选用清淡、易消化、补益肝肾、化痰祛瘀的食物为主，如枸杞、山楂、山药、羊肉、黑芝麻等，推荐食疗方山药鹿角粥、羊肉汤等。

2.3.2 功能锻炼 研究发现，规律、系统的个体化功能锻炼能有效缓解关节疼痛，促进关节功能状态，提高患者日常生活质量。因此，本科室自创了通痹操用于缓解患者关节疼痛，具体做法如下。

（1）操作方法 ①双手五指分开呈刷子状，用指肚从前发际线向后梳至

百会穴。②用双手食指与拇指分别提拉耳尖、耳轮中部、耳垂，分别按揉耳甲腔、耳垂。③双手插腰，双手大拇指位于肾俞穴顺时针点揉，双手放于脊柱两侧呈扇形状，自上向下按揉至臀部；④右手叠于左手上，虎口交叉，将双手放于腹前，顺时针按揉腹部；双手交换，按以上动作逆时针按揉。⑤坐位，用双手大拇指逆时针按揉足三里穴。⑥双手交叉放于双肩，拍打肩井穴；双手分别放于双肩，拍打肩井穴，两动作交替进行。⑦站位，手指并拢、双手交叉至于肩峰，从对侧肩峰沿锁骨至一侧锁骨、向外伸展，双手从两侧向胸前方运动。⑧双手重叠位于胸前，由上焦向下缓慢按压至下焦。⑨用双手拇指从前向后、从后向前弹、拨阳陵泉穴。⑩站立位，双手掌心向上，双臂由身体两侧缓慢抬起至最大限度后，双手掌心向下，由身体前侧恢复至原位。每节均做8次，以身体可承受为度，无不适为宜。

（2）锻炼时间　每日1次，每次30分钟以内，2周为1疗程。

（3）注意事项　衣着宽松，穿着合适的防滑运动鞋；餐后半小时后适当运动，根据自身情况调整活动范围；关节疼痛剧烈时以卧床休息为主，保持双膝关节功能位，行关节屈伸运动；症状缓解后，指导患者借助辅助工具下床活动，循序渐进增加活动量，卧床休息时空蹬自行车锻炼膝关节。

2.3.3　中医情志护理　基于中医五音疗法为患者开展情志护理，增强患者生理、心理和社会功能，帮助其缓解关节疼痛带来的心理压力，以促进关节功能恢复，提高患者生活质量。①选乐：根据脏腑辨证，肝肾不足证定位于肝和肾，分别对应羽调式和角调式乐曲，因此选用《梅花三弄》、《胡笳十八拍》为代表曲。②操作方法：选择安静、空气清新的环境，将MP3音量调至50～60dB，以患者舒适为宜，每日酉时（17：00～19：00）进行听乐，同时配以功能锻炼。③施乐时间：每日1次，每次30分钟，2周为1疗程。④注意事项：聆听前做好解释工作，适当的给予暗示，引导患者随着音乐节奏配合通痹操进行功能锻炼；及时与患者进行情感交流，关注患者情绪发展变化，避免情绪波动。

2.3.4　生活起居护理　《素问·痹论》记载："风寒湿三气杂至，合而为痹也"，指出发病的外感因素主要为风、寒、湿3种邪气。日常生活中RA患者应避免风寒、潮湿，注意防寒保暖，防止邪气入侵，切忌受寒、淋雨、涉水受湿等，尤其是双膝关节注意保暖，可用护套保护；每日适当晒太阳补钙，晨起时温水洗漱，临睡前热水泡足；居室环境宜通风、保持干燥和空气清新，避免寒冷刺激；生活起居规律，注意劳逸结合，避免劳累后加重双膝关节疼痛；勿持重物，可使用辅助工具，避免双膝关节长时间负重，减少爬高、深蹲等不良姿势。

3. 讨论

尪痹属于中医学"痹证"范畴，《古今医鉴》记载："盖由元精内虚，而为风寒湿三气所袭，不能随时祛散，流注经络，入而为痹。"《类证治裁·痹证论治》记载："痹久必有湿痰败血瘀滞经络。"《素问·痹论》中记载："故痹不已，复感于邪，内舍于肾。"疾病的发生大多是由于正气不足，风寒湿邪气侵袭引起；患病日久不愈则损伤正气，造成正气亏虚，运行无力，津停为痰、血滞为瘀，痰瘀交错，缠绵难愈。肝肾同源，筋骨同病，立冬时节寒邪气胜，患者外感寒邪，同时自身年老体弱，正气不足，则会加重关节疼痛。本病例证型为肝肾不足证，痰瘀痹阻证。因此辨证施护时以补益肝肾、化痰通络、活血化瘀为主。

蜡疗作为中医特色护理技术之一，具有温经通络、活血化瘀、消肿止痛的作用。临床研究表明，蜡疗治疗 RA 有确切的疗效。石蜡的温热作用，可以消炎止痛，并且在治疗时局部皮肤的温度可升至 40～45℃，且持续保持。中药蜡疗是根据疾病的病因病机及症状特点拟方，并借助蜡疗的温热作用、机械作用及化学作用，促使药物快速有效地渗透皮肤，使药达病所。本科自拟中药蜡疗方是由川牛膝、牛膝、肉桂、艾叶、芥子、法半夏、细辛、延胡索、莪术、续断、独活、威灵仙组成，具有祛风湿、散寒、通络止痛的功效。将中药蜡疗方与蜡疗有机结合应用于缓解关节疼痛，症状改善效果明显，且中药蜡疗技术具有无创伤、无痛苦、副作用少、疗效确切、操作方便等特点，易于被 RA 患者所接受。

耳穴贴压作为临床最常见、最简单的一种中医特色护理技术，对于痛症有明显的临床治疗疗效。《灵枢·口问》记载："耳者，宗脉之所聚也"，耳穴既可以作为疾病的诊断部位，也可用于治疗，通过刺激脏腑经络运行至耳廓的目标穴位，以此调理气血，平衡阴阳，缓解疼痛。临床运用耳穴贴压治疗尪痹双膝疼痛应按照以下几点取穴：①"循经取穴"为原则选择神门穴、心血管皮质下穴：神门穴是中枢神经调节穴，是镇静止痛的关键穴；心血管皮质下穴是高级神经活动调节穴，具有抗炎镇痛的作用。②"按经络症候取穴"为原则选择肝穴、脾穴、肾穴，《素问·宣明五气》记载："五脏所主……肝主筋，脾主肉，肾主骨，是谓五主"；《中医学基础》中也有相关内容："脾在体合肌肉、主四肢"，肝主筋，肾主骨，脾主肌肉、四肢。肝、脾、肾与全身筋骨、肌肉紧密相连，三者相结合具有补益肝肾，强筋健骨的作用。③"按病变部位取穴"为原则选择膝穴，与膝部经络相通，改善膝部血液循环。④取经验穴：枕小神经点具有改善肢体末梢血液循环，止痛的功效。耳穴贴压时按照"脏腑病机辨证选穴"能有效缓解关节疼痛，提高机体免疫力。

《史记·乐书》记载："音乐者，所以动荡血脉，流通精神和正心也。"可见音乐通过其特定的旋律、节律和声等因素影响人的身心健康，进而达到心身同治的效果。《黄帝内经》中将五行与五音有机结合形成中医五音疗法，作为辅助手段应用于临床治疗抑郁、腰痛等多种疾病均取得良好的临床疗效。《素问·阴阳应象大论》记载："肝主目……在音为角……肾主耳……在音为羽。"角通肝，羽通肾：角调式乐曲通畅柔和，通过对肝疏泄的作用来调节气机，使人情绪平和；羽调式乐曲清冽含蓄，可以滋养肾精，养阴益肾，舒缓情绪。由此可见，中医五音疗法可以舒缓情志，从而缓解双膝关节疼痛。

综上所述，中医特色护理技术联合中医特色健康教育可以有效缓解尪痹患者双膝关节疼痛，控制病情发展，提高患者日常生活质量。中医特色护理具有疗效显著、副作用小、无创伤、操作简单、经济便宜等特点，容易被患者接受，值得临床广泛应用。

耳穴贴压联合手指操治疗经桡动脉行冠状动脉造影术后疼痛 1 例的护理体会

窦金杰，李玉叶，沈娟，张园园，唐玲，李野，张敬

（北京中医药大学东方医院）

目前国内冠心病（CHD）患病人数超过 1000 万，是临床常见且严重的心血管疾病，具有病程长及致残、致死率高等特点。临床多选择冠状动脉造影检查（冠脉造影术）作为冠心病诊断金标准。冠脉造影术经皮穿刺桡动脉具有创伤小、恢复快、局部加压包扎、拆除简易、不良反应少的优点，被广泛应用于临床。冠脉造影术后患者需要在术侧肢体进行加压包扎 24 小时，易致使患者术侧肢体出现疼痛、肿胀及麻木的症状。因此，减轻患者冠脉造影术后一系列不适症状，提高患者术后舒适感，是护理人员的重点工作之一。耳穴贴压联合手指操干预是通过刺激耳郭上的穴位来抑制神经元病理性的冲动传播，减轻患者的疼痛，缓解症状，再通过手指操促进手部血液循环，淋巴系统循环，进一步达到消肿止痛的目的。本研究总结了耳穴贴压联合手指操治疗经桡动脉穿刺冠脉造影术后疼痛患者的护理体会，现报告如下：

1. 临床资料

患者男性，75 岁，主诉胸闷胸痛间断发作 2 年，加重 1 月余，于 2021 年 7 月 27 日收治于本院心血管内科。患者间断心前区憋闷疼痛，放至右侧前胸部，持续约 20 分钟，活动后加重，发作时自觉肢软无力，服用速效救心丸 2～3 分钟后稍缓解。纳眠可，二便可。舌暗，苔白腻，脉沉细。查心脏超声示左心增大；二、三尖瓣少中量返流；主动脉瓣中量返流左室舒张功能减低。心电图示窦性心律；完全性右束支传导阻滞。既往高脂血症病史 2 年，规律服药，血脂控制良好，既往存在慢性胃炎、反流性食管炎病史。中医诊断为胸痹心痛病（气虚血瘀证），西医诊断为冠状动脉粥样硬化性心脏病。

7 月 29 日 12：00 患者至导管室经皮桡动脉穿刺行冠脉造影检查后，结果示冠心病双支病变累及前降支、回旋支，前降支近段 70%～80% 节段性狭窄，回旋支远端 80%～85% 局限性狭窄，可见钙化影，分别于病变处置入

支架 1 枚。术后给予 TR-Band 桡动脉压迫装置止血。患者于 14：00 安返病房，查看患者右侧桡动脉穿刺处止血器加压止血，无渗血。术侧上肢活动能力正常。术后患者诉右上肢麻木疼痛，术后 0.5 小时术侧肢体视觉模拟评分法（VAS）评分为 5 分，术侧肢体胀程度分级为Ⅲ级，术侧肢麻木程度评分为 3 分。观察患者右上肢出现肿胀，遵医嘱给予耳穴贴压联合手指操干预。术后 2 小时患者 VAS 评分下降为 4 分，麻木程度评分下降为 2 分；术后 4 小时患者 VAS 评分下降为 2 分，肿胀程度分级降为 1 级；减压后 1 小时患者 VAS 评分下降为 1 分，麻木程度评分下降为 1 分；拆止血器后 1 小时，患者无明显疼痛，肢体肿胀和麻木消退。

2. 护理

2.1 护理评估

该例患者主要的评估内容包括术侧肢体的疼痛、肿胀和麻木程度。疼痛程度采用 VAS 评分法评估，0 分表示无痛，7 ~ 10 分为重度疼痛，疼痛程度无法忍受，严重影响患者睡眠。肿胀程度采用顾玉东教授研究的肿胀分级标准评估。Ⅰ级：肿胀不明显，为轻微肿胀；Ⅱ级：肿胀明显，患者皮纹尚存在；Ⅲ级：肿胀非常明显，患者皮纹消失；Ⅳ级：极度肿胀，皮肤出现水疱。麻木程度则是通过临床分析进行评价。从手臂、上臂外侧、背部、拇指、食指、小指麻木以及感觉减退等方面分析，程度分为无、轻、中、重 4 个等级，计分 0 ~ 4 分。

2.2 中医特色护理措施

2.2.1 病因病机分析　根据中医辨证理论，造成患者疼痛的主要原因为：患者经桡动脉穿刺行冠脉造影及支架置入术，手术损伤人体经络，气血运行受到影响，即不通则痛；其次是手术作用使得肌肤腠理缺乏荣养，进而出现疼痛，即不荣则痛；此外患者右侧桡动脉止血器加压止血导致气血津液流通不利，产生压迫胀痛。

2.2.2 耳穴贴压技术　根据患者疾病特征选取耳穴：腕、神门、交感、皮质下等。治疗前先检查患者耳部有无疾病及皮肤有无过敏情况。采用探棒在耳郭相应穴位上进行点按，以患者出现酸、麻、胀、痛等阳性反应为宜。采用 75% 酒精做消毒处理，将王不留行籽贴于腕、神门、交感、皮质下相应穴位并进行按压点揉，随后加强刺激。

2.2.3 手指操技术 护理人员在开展手指操技术前，先为患者进行健康宣教，向患者讲解并示范手指操。本科应用的手指操是参考郑州大学蔡巧珍等手部支架和手指操对经桡动脉冠状动脉造影术后并发症的影响中的手指操进行改编，选取合谷穴、后溪穴、外关穴等穴位。操作要领总结为"点、弹、握、捋、压、爬"。具体操作步骤如下，"点"：拇指依次点按其他各手指指尖、指腹部分，做两个八拍，16 次；"弹"：拇指指尖分别按住其他四指指尖、指背部分，然后手指迅速向外弹出，做两个八拍，16 次；"握"：五指屈伸，呈握拳状，然后五指放开，尽量伸直，一握一放，交替进行，做两个八拍，16 次；"捋"：左手食指拇指捋右手手指，从指根到指腹，做两个五拍，10 次；"压"：按压后溪、合谷穴位，外关穴，做两个八拍，16 次。"爬"：手指放在床上，手指向前向后爬行 20～30cm，如此反复。护理人员告知患者在止血器未完全放松时，做手指操时应注意手腕不可屈曲，用力不可过猛，保持节奏、快慢均匀，以不引起患者疼痛或出血为宜。

2.3 治疗频次

患者返回病房后观察桡动脉穿刺处加压止血 30 分钟，穿刺处无渗血。再为患者进行耳穴贴压，后告知患者每隔 30 分钟按压相应部位，每个部位按压 15～30 秒。耳穴按压 5 分钟后开始做手指操，术后 4 小时为止血器首次减压，首次减压前每 15～30 分钟做 1 次，减压后每 30～60 分钟做一次，每次做 3～5 分钟，直至止血器压力完全解除。

3. 讨论

冠脉造影术后止血器压迫穿刺点为桡骨茎突和尺骨茎突，周围的骨骼和毛细血管旁结缔组织等均为痛觉感受器，当止血阀压力＞32mmHg（约 4.25kPa）时，术侧肢体局部血管受压、变形，使患者肢体远端手部及手指的供血不足，静脉回流受阻，静脉压增高，导致局部组织缺血缺氧，而神经组织对缺氧缺血十分敏感，进而患者痛觉明显。加之止血阀压迫于腕横纹 1～6cm 处，阻断了手部淋巴回流，致使患者术侧手部肿胀，而长时间加压导致的术侧肢体水肿也会加重对桡神经的压迫，进一步加重患者掌指的麻木与疼痛感。

Flessenkamper 等认为加强肌肉锻炼可以促进淋巴和静脉的回流，减轻患者的水肿程度。功能锻炼对改善肢体肿胀、缓解麻木感有显著作用。手指操可以锻炼手部肌肉，促进淋巴和静脉回流。手指操主要是通过活动掌指各个关节，使手掌关节囊、关节周围肌腱充分伸展到一定程度，通过强化手部肌肉收缩，加强静脉、淋巴回流并减轻水肿。研究显示，按压人体经络中的合谷穴、后溪穴、外关穴等穴位可以起到活血行气，滑利关节，通经疏络，理筋整复的作用，进而缓解患者的疼痛。合理应用手指操能帮助减轻患者术后术侧上肢肿胀，促进静脉和淋巴回流，改善指关节的血液循环，从而减轻了经桡动脉穿刺冠脉造影术后患者肢体疼痛、肿胀、麻木等症状，增加了舒适度。同时手指操在一定程度上转移了患者的注意力，减轻了患者的疼痛感。

中医认为，人体是一个有机整体，耳为十二经脉汇聚之所，内在脏腑与四肢躯干均在耳郭上有相对应点，当人体患病时，耳郭上的对应点就会出现相应反应，选择这些对应点对其进行按压，可调节内在脏腑以及气血。刺激腕周围痛点可以使局部气血运行得到改善，神门穴可以安神、镇痛；交感穴可活血止痛、疏经理气、养血安神；皮质下穴可调节大脑皮层兴奋与抑制功能，改善机体组织的功能状态，从而缓解上肢的疼痛和肿胀。王不留行籽具有活血通经、消肿止痛的功效，用其作为耳穴贴压的介质来刺激穴位，能够达到镇痛的目的，诸穴相合，实现缓急止痛、疏通经络的效果。现代理论也认为，人的左右耳两侧的血管来源不同，血流灌注有差异，且分布有丰富的神经，其解剖特点与人体全身的五脏和六腑密切相关。耳穴贴压可扩张微小血管，改善局部血液循环，降低局部组织中的 5-羟色胺水平，降进而低疼痛感，提高患者舒适度。

综上所述，经桡动脉穿刺冠脉造影术后采取耳穴疗法联合手指操能减轻术侧肢体疼痛感，缓解肢体肿胀麻木程度，且无明显不良反应，患者舒适的高，易于接受，值得临床参考。

艾灸治疗寒凝血瘀证原发性痛经1例

杨曼，卢英，徐道立，王雪静

（北京中医药大学东方医院妇科，北京100078）

痛经是指妇女正值经期或经行前后，出现周期性小腹疼痛，或痛引腰骶，甚至剧痛晕厥者，称为痛经。痛经分为原发性痛经和继发性痛经，原发性痛经是目前妇科最常见疾病，运用不同的调查方法，其发病率在20%～90%之间。痛经呈现周期性下腹痛，常伴有腰酸、恶心呕吐、手足冰冷、头痛等不适症状，给女性带来生活和工作不适，严重者甚至昏厥。原发性痛经在青春期常见，常在月经初潮后1～2年内发生，主要症状为伴随月经周期规律发作的腹痛，女性生殖器官无明显器质性病变。北京中医药大学东方医院妇科在中医外治法治疗原发性痛经上具有独到优势，现将1例艾灸治疗寒凝血瘀证原发性痛经取得较好疗效的病例报道如下。

1. 病历资料

1.1 病史

患者，女，16岁，学生，2020年8月21日初诊。

主诉：经行小腹疼痛3年余，以经行首日为甚。

患者13岁月经初潮，6～7/28～32天，经量多，色黯红，有血块。每次月经来潮均有小腹疼痛，以第一日为甚，绞痛难忍，热敷稍缓解，常需口服或注射止痛药。疼痛评分4分。末次月经7月20日。平素胃纳欠佳，四肢不温，经前肛门下坠，大便溏薄。西医诊断为原发性痛经。服用西药、中成药的疗效不明显。舌淡黯，苔白，脉沉细迟缓。查体：形体瘦弱，面色苍白，全身冷汗，畏寒肢冷，腹痛难忍，恶心，言语低沉，反应迟钝，舌淡，薄而白，脉紧。

1.2 检查

腹部B超提示：子宫附件未见明显异常。血清CA-125正常。

1.3 诊断

中医诊断：痛经－寒凝血瘀证。

西医诊断：原发性痛经。

鉴别诊断：原发性痛经需与继发性痛经、盆腔炎、异位妊娠相鉴别。

（1）子宫内膜异位症，痛经为继发性。呈进行性加重，多发生在育龄期的女性。妇科检查子宫多为后位，可于子宫直肠陷凹及宫骶韧带处触及单个或多个触痛性硬结或包块。腹腔镜或活组织检查可证实。

（2）盆腔炎性疾病后遗症平素腰骶部及小腹坠痛，经期加重，带下量多，有异味，月经量多，甚至经期延长。妇科检查有阳性发现。

（3）异位妊娠有停经史或月经量少，若输卵管妊娠破裂出血，则伴发一侧下腹剧烈疼痛。据按，腹肌紧张，血 HCG 及 B 超检查有助于诊断。

1.4 治疗

以调理冲任气血为原则，予中药温经散寒祛湿，化瘀止痛。

方药：少腹逐瘀汤，加苍术，茯苓，乌药。经期痛甚加用散结镇痛胶囊。

西医治疗：经期首日口服布洛芬胶囊。

1.5 中医护理方案

经行腹痛主要病机是"不通则痛"或"不荣则痛"。经血流通受阻，或因气滞，或因寒凝，或因血瘀，或因湿热，致使胞脉不畅，"不通则痛"；气血虚弱、肾气亏虚致胞脉失养，"不荣则痛"其发病与冲、任二脉以及胞宫的周期生理变化密切相关，与肝、脾、肾三脏也有关联。痛经的病位在胞宫，胞宫位于小腹部，其经络分野主要与任脉、冲脉和足厥阴经、足太阴经、足少阴经有关。因此中医外治法可以直达病灶，治疗效果立竿见影。

患者痛经 VAS 评分为：4 分。结合舌脉证型，以温经散寒，化瘀止痛为法，选取艾灸法治疗，具体操作方案：

选穴：气海，关元，水道，双侧子宫、双侧三阴交、八髎穴。

艾灸的手法：

（1）温和灸：将点燃的艾条对准施灸部位，距离皮肤 2～3cm，使患者局部有温热感为宜，每处灸 10～15 分钟，至皮肤出现红晕为度。

（2）雀啄灸：将点燃的艾条对准施灸部位约 2～3cm，一上一下进行施灸，使灸火下行，引导气行，每处灸 10～15 分钟，至皮肤出现红晕为度。

（3）回悬灸：将点燃的艾条悬于施灸部位上方约 2cm 处，反复旋转移动范围约 3cm，每处灸 10～15 分钟，至皮肤出现红晕为度。

艾灸气海、关元、水道、子宫。气海和关元都是分布在任脉上的穴位，气海是藏经之俯穴位，关元是小肠之墓穴，是足三阴经与任脉交汇的地方。关元与气海一起施灸可以温经通阳，化瘀通络。

水道穴和子宫都位于下焦。水道就是通调水道、运化水液的。寒凝血瘀证的痛经就是，行经的道路不通，此时水道和子宫一起施灸起到疏通水道调经止带。让剥落的陈旧血能够顺利地排出体外。

艾灸 15 分钟后患者冷感渐弱，冷汗渐止，手足回温，腹部有微热感。三十分钟后腹部温热感增强。30 分钟后阴道少量黑褐色血液流出，痛感较前减轻，VAS 评分为：3 分。嘱回家休息，注意保暖，禁食生冷。次日复诊，继续治疗 1 次。疼痛较前明显缓解，经量较前增多，色红。VAS 评分为：2 分。

前面提到患者平素月经规律，那么痛经也是有一定的规律，所以我们在每次月经前三天小腹胀痛前，提前给以艾灸进行干预，起到未病先防的作用，9 月 18 日～9 月 20 日，提前给予艾灸气海、关元、三阴交、八髎，三阴交穴，三阴，足三阴经。交，交会也。所谓"妇科三阴交"，可健脾益血，调肝补肾。配合三阴交可以从上而下温经通络。八髎五行属水，擅长调节全身的水液，疏通气血。八髎穴位于人体腰骶部位，这个部位恰好是女性胞宫的位置，在八髎区域进行艾灸，可以从外而内刺激胞宫、激活胞宫的气血运行，从而滋养胞宫。

最后通过艾灸温和热力，刺激肌肤腧穴，通经活络。9 月 21 日，月经当日仅有轻微小腹疼痛。痛经症状得到了明显缓解。VAS 评分为：1 分。接下来继续治疗，治疗 3 个疗程，以巩固疗效，11 月 23 日对患者电话随访，患者月经当日仅有轻微小腹疼痛。痛经症状得到了明显缓解。随访半年未复发。患者治疗过程见附表 2。

附表 2　患者治疗过程表

治疗时间	治疗前		选取穴位	治疗后	
	疼痛评分	月经		疼痛评分	月经
8 月 21 日（痛经当日）	4 分	色暗红，有血块	气海　关元　水道　子宫	3 分	色暗红，血块减少

中医传承 中医护理技术全解

治疗时间	治疗前		选取穴位	治疗后	
	疼痛评分	月经		疼痛评分	月经
8月22日	3分	色暗红，小血块	气海 关元 水道 子宫	2分	色红，经量 增多
9月18日 -20日	0分		气海 关元 三阴交 八髎	0	
9月21日 （月经当日）	3分	色暗红，经量少	气海 关元 水道 子宫	1分	色红，经量 增多
9月22日	1分	色红，经量正常	气海 关元 水道 子宫	0分	月经正常
10月18日 -20日	0分		气海 关元 三阴交 八髎	0分	
10月21日 （月经当日）	2分	色红，经量少	气海 关元 水道 子宫	1分	色红，经量 增多
10月22日	1分	色红，经量正常	气海 关元 水道 子宫	0分	月经正常
11月18日 -20日	0分		气海 关元 三阴交 八髎	0分	
11月21日 （月经当日）	2分	色红，经量少	气海 关元 水道 子宫	1分	色红，经量 增多
11月22日	1分	色红，经量正常	气海 关元 水道 子宫	0分	月经正常

2. 讨论

原发性痛经是指在月经期或月经前出现周期性下腹部疼痛、坠胀，伴有腰酸或其它不适等症状，而生殖器官无器质性病变，能严重影响生活质量的一种常见疾病。现代医学认为该病发生和月时子宫内膜前列腺素（PG）含量增多有关，PGF2α增高可诱发子宫平滑肌过度收缩，产生痉挛和出现痛经，故以对症治疗为主，西医主要包括镇静、解痉、止痛药等，虽然收效快捷，但是疗效持续性不强，并且长期服药也会带来较大的副作用。中医学认为寒凝湿滞型痛经多由坐卧湿地、受寒饮冷或冲任不调而致寒凝气滞或气滞血瘀，使气血运行不畅，造成瘀阻胞宫，胞络不通，以致"不通则痛"本病病位在冲任、胞宫，其变化在气血，表现为痛证，治疗上以温宫散寒、理气止痛为原则。

《素问·调经论》记载："气血者，喜温而恶寒，温则消易去之"，提出气血通调，应以温为先。《本草从新》有记载："艾叶苦辛，生温熟热，纯阳之性，能回垂绝之元阳，通十二经，走三阴，理气血，逐寒湿，暖子宫。"

艾灸是以艾绒为灸材，通过烧灼、温熨或熏烤人体体表的一定部位，借用灸火的热力和（或）药物的作用，达到防治疾病和保健目的的方法。《医宗金鉴》云："凡灸诸病，火足气到，始能求愈。"

艾灸能温经散寒、行气化瘀，作用人体，能温养四肢，阳气提升，寒邪才能透表外出，瘀血才得以祛除。本病病位在冲任、胞宫，其发生与胞宫的周期生理变化密切相关。气海、关元、水道，子宫均位于腹部，属任脉穴位，任脉气血的通畅与充养对胞宫行经、胎孕的功能有很大影响。气海为元气之海，导气以上，导血以下，温阳散寒通胞脉；水道、关元是任脉与足三阴之交会，可通调任脉与阴经气血；水道穴又能调理冲任、温通胞宫；通调水道，关元穴乃元气关藏之处，能壮阳温经、培补元气，是痛经治疗常用穴；八髎穴位于骶后孔，与骶前孔相通，并借骶前孔通达盆腔，其下分布的神经支配着子宫、阴部等，也是临床治疗痛经病的经验穴。八髎穴可调补冲任、调经理气、行血散瘀，是治疗妇科疾病的常用穴位。

通过艾灸对经络穴位的温热性刺激，加强机体气血运行，从而达到临床治疗目的。临床和实验研究证实，艾灸既可以缓解原发性痛经患者发作时的疼痛程度及伴随症状，还能对其进行有效的预防。

施用艾灸治疗前需评估：①病室环境及温度；②主要症状，既往史，月经史；③有无出血病史或出血倾向、哮喘病史或艾绒过敏史；④对热、气味的耐受程度；⑤施灸处皮肤情况。

治疗时需注意：①取合理体位，暴露施灸部位，注意保暖；②施灸部位，宜先上后下，先灸头顶、胸背，后灸腹部、四肢；③遵医嘱在施灸过程中，随时询问患者有无灼痛感，调整距离，防止烫伤观察病情变化及有无不适；④施灸中应及时将艾灰弹入弯盘，防止灼伤皮肤；⑤施灸完毕，立即将艾条插入小口瓶，熄灭艾火；⑥清洁局部皮肤，协助患者衣着，安置舒适卧位，酌情开窗通风；⑦清理用物，做好记录并签名；⑧施灸后局部皮肤出现微红灼热，属于正常现象如灸后出现小水泡时，无需处理，可自行吸收如水泡较大时，可用无菌注射器抽去疱内液体，覆盖消毒纱布，保持干燥，防止感染。

　　本次临床结果显示，在治疗 3 个月经周期后，痛经程度得到了明显的缓解，并且在接下来的随访中，随访半年未复发。证明了艾灸对于治疗寒湿凝滞型痛经患者有明显疗效，在痛经中起到了很好的"绿色治疗"作用，值得在临床中推广应用。

附　录

一、数字分级法（NRS）

数字分级法用 0 ～ 10 分代表不同程度的疼痛，0 分为无痛，10 分为剧痛。疼痛程度分级标准为：0 分：无痛；1 ～ 3 分：轻度疼痛；4 ～ 6 分：中度疼痛；7 ～ 10 分：重度疼痛。

二、视觉模拟评分法（VAS）

将疼痛的程度用 0 至 10 共 11 个数字表示，0 表示无痛，10 代表最痛。由患者凭自身感觉自行在刻度尺上标记出代表疼痛程度的数字，具体如下所示：

0 分：表示没有疼痛；

1 ～ 3 分：表示轻微疼痛，不会影响日常活动；

4 ～ 6 分：表示中度疼痛，能够忍受，但是影响日常活动；

7 ～ 9 分：表示重度的疼痛，不能忍受，严重影响日常活动；

10 分：表示最严重的疼痛，剧痛，难以忍受。

三、失眠严重程度指数量表（ISI）

此量表共有 7 个问题，每个问题的评分从 0 ～ 4 分共 5 个等级。

1. 入睡困难的严重程度

无、轻度、中度、重度、极重度。

2. 维持睡眠困难的严重程度

无、轻度、中度、重度、极重度。

3. 早醒

无、轻度、中度、重度、极重度。

4. 对您当前睡眠模式的满意度

很满意、满意、一般、不满意、很不满意。

5. 您认为您的睡眠问题在多大程度上干扰了日间功能（如导致日间疲劳，影响工作和日间事务的能力、注意力、记忆力、情绪等）

没有干扰、轻微、有些、较多、很多干扰。

6. 于其他人相比，您的失眠问题对生活质量有多大程度的影响或损害

没有、轻微、有些、较多、很多。

7. 您对自己当前的睡眠问题有多大程度的焦虑和痛苦

没有、轻微、有些、较多、很多。

评分方法 0～7分表示"没有临床意义的失眠"，8～14分表示"亚临床失眠"，15～21分表示"临床失眠（中度）"，22～28分表示"临床失眠（重度）"。

四、Borg 评分指数

0 分	点也不觉得呼吸困难或疲劳
0.5 分	非常非常轻微的呼吸困难或疲劳，几乎难以察觉
1 分	非常轻微的呼吸困难或疲劳
2 分	轻度的呼吸困难或疲劳
3 分	中度的呼吸困难或疲劳
4 分	略严重的呼吸困难或疲劳
5 分	严重的呼吸困难或疲劳
6～8 分	非常严重的呼吸困难或疲劳
9 分	非常非常严重的呼吸困难或疲劳
10 分	极度的呼吸困难或疲劳，达到极限

五、CAT 评分

我从不咳嗽	0	1	2	3	4	5	我一直在咳嗽
我一点痰也没有	0	1	2	3	4	5	我有很多很多痰
我一点也没有胸闷的感觉	0	1	2	3	4	5	我有很重的胸闷的感觉
当我爬坡或爬一层楼梯时，我并不感到喘不过气来	0	1	2	3	4	5	当我爬坡或爬一层楼梯时，我感觉非常喘不过气来
在家里的任何劳动都不受慢阻肺的影响	0	1	2	3	4	5	我在家里的任何劳动都很受慢阻肺的影响
每当我想外出时我就能外出	0	1	2	3	4	5	因为我有慢阻肺，所以从来没有外出过
我睡眠非常好	0	1	2	3	4	5	因为我有慢阻肺，我的睡眠非常不好
我精力旺盛	0	1	2	3	4	5	我一点精力都没有

六、中医临床症候评分表

症状	得分	评分标准			
		0	1	2	3
咳嗽	无		仅早晨咳嗽	全天时有咳嗽加上早晨咳嗽	咳嗽频繁加上早晨咳嗽
咳痰	无		昼夜咳痰 10～20ml	昼夜咳痰 20～30ml	昼夜咳痰 30ml 以上
喘息	无		较重活动偶发，不影响正常活动	多数日常活动发生但休息时不发生	休息时亦发生
胸闷	无		偶有胸闷，尚能耐受	胸闷时作，活动加重	胸闷较甚，休息时亦发生
气短	无		较重活动时即感气短	稍事活动时即感气短	休息时即感气短
乏力	无		精神稍疲乏	精神疲乏	精神极度疲乏
紫绀	无		口唇轻度发绀	口唇指甲中度青紫	口唇指甲严重发绀

七、MmRC 分级评分

MmRC 分级	呼吸困难症状
0 级	剧烈活动时出现呼吸困难
1 级	平地快步行走或爬缓坡时出现呼吸困难
2 级	由于呼吸困难，平地行走时比同龄人慢或需要停下来休息
3 级	平地行走 100 米左右或数分钟后即需要停下来喘气
4 级	因严重呼吸困难而不能离开家，或在穿衣脱衣时即出现呼吸困难

八、HADS 评分

情绪在大多数疾病中起着重要作用，如果医生了解您的情绪变化，他们就能给您更多的帮助，请您阅读以下各个项目，在其中最符合你过去 1 个月的情绪情况选项后打"√"。对这些问题的回答不要做过多的考虑，立即做出的回答往往更符合实际情况。

1. 我感到紧张（或痛苦）

根本没有——0 分   有时候——1 分

大多时候——2 分   几乎所有时候——3 分

2. 我对以往感兴趣的事情还是有兴趣

肯定一样——0 分   不像以前那样多——1 分

只有一点——2 分   基本上没有了——3 分

3. 我感到有点害怕好像预感到什么可怕的事情要发生

根本没有——0 分   有一点，但并不使我苦恼——1 分

是有，但不太严重——2 分   非常肯定和十分严重——3 分

4. 我能够哈哈大笑，并看到事物好的一面

我经常这样——0 分   现在已经不太这样了——1 分

现在肯定是不太多了——2 分   根本没有——3 分

5. 我的心中充满烦恼

偶然如此——0 分 时时，但并不轻松 ——1 分

时常如此——2 分 大多数时间——3 分

6. 我感到愉快

大多数时间——0 分 有时——1 分

并不经常 ——2 分 根本没有——3 分

7. 我能够安闲而轻松地坐着

肯定——0 分 经常——1 分

并不经常——2 分 根本没有——3 分

8. 我对自己的仪容（打扮自己）失去兴趣

我仍然像以往一样关心——0 分 我可能不是非常关心——1 分

并不像我应该做的那样关心我——2 分 肯定——3 分

9. 我有点坐立不安，好像感到非要活动不可

根本没有——0 分 并不很少——1 分

不少——2 分 非常多——3 分

10. 我对一切都是乐观的向前看

差不多是这样做——0 分 并不完全是这样——1 分

很少这样做——2 分 几乎从不这样做——3 分

11. 我突然发现有恐慌感

根本没有——0 分 并非经常——1 分

非常肯定，十分严重 ——2 分 确实很经常——3 分

12. 我好像感到情绪在渐渐低落

根本没有——0 分 有时——1 分

很经常——2 分 几乎所有时间——3 分

13. 我感到有点害怕，好像某个内脏器官变化了：

根本没有——0 分 有时——1 分

很经常——2 分 非常经常——3 分

14. 我能欣赏一本好书或一项好的广播或电视节目

常常如此——0 分 有时——1 分

并非经常——2 分 很少——3 分

评分标准　本表包括焦虑和抑郁 2 个亚量表，分别针对焦虑和抑郁问题各 7 题。

焦虑和抑郁亚量表的分值区分为：0 ～ 7 分属无症状；8 ～ 10 分属可疑存在；11 ～ 21 分属肯定存在；在评分时，以 8 分为起点，即包括可疑及有症状者均为阳性。

九、泪膜破裂时间

轻度 6 ～ 10s；中度 2 ～ 5s；重度 < 2s 或无完整泪膜。

十、Schirmer 试验

轻度 6 ～ 10mm/5min；中度 3 ～ 5mm/5min；重度 ≤ 2mm/5min。

十一、眩晕程度评级标准

0 级：无眩晕发作或发作停止。

Ⅰ级：眩晕发作中和过后的日常生活均不受影响。

Ⅱ级：发作中的日常生活被迫停止，过后很快完全恢复。

Ⅲ级：发作过后大部分日常生活能自理。

Ⅳ级：发作过后大部分日常生活不能自理。

Ⅴ级：发作过后全部日常生活不能自理，且需要别人帮助。

轻度：0、Ⅰ级。

中度：Ⅱ、Ⅲ级。

重度：Ⅳ、Ⅴ级。

十二、腹泻效果评价标准

治疗前后观察主要症状积分。

1.腹痛和腹部不适症状评分　没有疼痛或一过性疼痛，计 0 分；偶尔疼痛和腹部不适，对日常生活略有影响，计 1 分；持续疼痛和腹部不适，需要治疗，对日常生活有较大影响，计 2 分；剧烈疼痛腹部不适，不能从事日常生活工作，计 3 分。

2. 腹胀症状评分 没有腹胀或一过性腹胀，计 0 分；偶尔腹胀，时间较短暂，计 1 分；频发地较长时间腹胀，穿着宽松衣裤可缓解，计 2 分；持续腹胀，严重影响日常生活，计 3 分。

3. 排便次数评分 1 次 / 天，计 0 分；2~3 次 / 天，计 1 分；4～5 次 / 天，计 2 分；>5 次 / 天，计 3 分。

4. 稀便症状评分 正常：计 0 分；有一点稀，计 1 分；糊状，计 2 分；水样便，计 3 分。

参照《中药新药临床研究指导原则》中制定的疗效评价标准。

痊愈：临床症状、体征消失或基本消失，症候积分减少 ≥ 95%。

显效：临床症状、体征明显改善，症候积分减少 ≥ 70%。

有效：临床症状、体征均有好转，症候积分减少 ≥ 30%。

无效：临床症状、体征均无明显改善，甚或加重，症候积分减少不足 30%。

主要参考书目

［1］中华人民共和国国家质量监督检验检疫总局，中国国家标准化管理委员会.
　　 GB/T21709—2008针灸技术操作规范［S］. 北京：中国标准出版社，2008.

［2］国家中医药管理局. ZY/T001.1~001.9-94中医病证诊断疗效标准［S］. 南京：
　　 南京大学出版社，2010.

［3］张声生，李乾构，沈洪，等. 溃疡性结肠炎中医诊疗共识（2009）［J］. 中
　　 国中西医结合杂志，2010，5（5）：527.

［4］刘虹. 中医护理学基础［M］. 北京：中国中医药出版社，2005.

［5］程凯，周立群. 耳穴诊治学［M］. 北京：人民卫生出版社，2020.

［6］黄丽春. 耳穴诊断学［M］. 北京：科学技术文献出版社，2008.

［7］何天有. 实用蜡疗学［M］. 北京：中国中医药出版社，2012.

［8］范炳华. 推拿治疗学［M］. 北京：中国中医药出版社，2016.

［9］付国兵，戴晓晖. 振腹推拿［M］. 北京：中国科学技术出版社，2017.

［10］张伯礼，王之虹，王金贵. 推拿学［M］. 北京：中国中医药出版社，2019.

视频二维码

第一章　拔罐类技术

玻璃罐技术

中药竹罐

刺络放血

第二章　灸法类技术

悬灸技术

隔物灸技术

雷火灸技术

督灸技术

温灸器技术

第三章　耳穴贴压技术

耳穴贴压技术

第四章 刮痧技术

刮痧技术

第五章 蜡疗类技术

蜡疗技术

第六章 推拿类技术

经穴推拿技术　　振腹推拿技术　　小儿推拿技术　　手法按摩排乳技术

其他类技术

八段锦　　六字诀呼吸吐纳操　　通痹操　　骨痹操